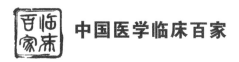
中国医学临床百家

田秦杰 / 著

性发育异常
田秦杰 2020 观点

U0333317

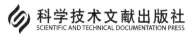
科学技术文献出版社
SCIENTIFIC AND TECHNICAL DOCUMENTATION PRESS

·北京·

图书在版编目（CIP）数据

性发育异常田秦杰2020观点 / 田秦杰著. —北京：科学技术文献出版社，2020. 3
（2021.8重印）

ISBN 978-7-5189-6345-4

Ⅰ.①性… Ⅱ.①田… Ⅲ.①性发育—发育异常—诊疗 Ⅳ.① R585

中国版本图书馆 CIP 数据核字（2019）第 286025 号

性发育异常田秦杰2020观点

策划编辑：蔡 霞 责任编辑：蔡 霞 责任校对：张永霞 责任出版：张志平

出 版 者 科学技术文献出版社
地 址 北京市复兴路15号 邮编 100038
编 务 部 （010）58882938，58882087（传真）
发 行 部 （010）58882868，58882870（传真）
邮 购 部 （010）58882873
官 方 网 址 www.stdp.com.cn
发 行 者 科学技术文献出版社发行 全国各地新华书店经销
印 刷 者 北京虎彩文化传播有限公司
版 次 2020 年 3 月第 1 版 2021 年 8 月第 3 次印刷
开 本 710×1000 1/16
字 数 102千
印 张 11.5 彩插10面
书 号 ISBN 978-7-5189-6345-4
定 价 98.00元

序
Preface

韩启德

欧洲文艺复兴后，以维萨利发表《人体构造》为标志，现代医学不断发展，特别是从19世纪末开始，随着科学技术成果大量应用于医学，现代医学发展日新月异，发生了根本性的变化。

在过去的一个世纪里，我国现代化进程加快，现代医学也急起直追。但由于启程晚，经济社会发展落后，在相当长的时期里，我国的现代医学远远落后于发达国家。记得20世纪50年代，我虽然生活在上海这个最发达的城市里，但是母亲做子宫切除术还要到全市最高级的医院才能完成；我患猩红热继发严重风湿性心包炎，只在最严重昏迷时用过一点青霉素。20 世纪 60—70 年代，我从上海第一医学院毕业后到陕西农村基层工作，在很多时候还只能靠"一根针，一把草"治病。但是改革开放仅仅 40 多年，我国现代医学的发展水平已经接近发达国家。可以说，世界上所有先进的诊疗方法，中国的医生都能做，有的还做得更好。更为可喜的是，近年来我国医学界开始取得越来越多的原创性成果，在某些点上已经处于世界领先地位。中国医生已经不再盲从发达国家的疾病诊疗指南，而能根据我们自己的经验和发现，根据我国自己的实际情况制定临床标准和规范。我们越来越有自己的东西了。

要把我们"自己的东西"扩展开来，要获得越来越多"自己的东西"，就必须加强学术交流。我们一直非常重视与国外的学术交流，第一时间掌握国外学术动向，越来越多地参与国际学术会议，有了"自己的东西"也总是要在国外著名刊物去发表。但与此同时，我们更需要重视国内的学术交流，第一时间把自己的创新成果和可贵的经验传播给国内同行，不仅为加强学术互动，促进学术发展，更为学术成果的推广和应用，推动我国医学事业发展。

我国医学发展很不平衡，经济发达地区与落后地区之间差别巨大，先进医疗技术往往只有在大城市、大医院才能开展。在这种情况下，更需要采取有效方式，把现代医学的最新进展以及我国自己的研究成果和先进经验广泛传播开去。

基于以上考虑，科学技术文献出版社精心策划出版《中国医学临床百家》丛书。每本书涵盖一种或一类疾病，由该疾病领域领军专家撰写，重点介绍学术发展历史和最新研究进展，并提供具体临床实践指导。临床疾病上千种，丛书拟以每年百种以上规模持续出版，高时效性地整体展示我国临床研究和实践的最高水平，不能不说是一个重大和艰难的任务。

我浏览了丛书中已经完稿的几本书，感觉都写得很好，既全面阐述有关疾病的基本知识及其来龙去脉，又介绍疾病的最新进展，包括笔者本人及其团队的创新性观点和临床经验，学风严谨，内容深入浅出。相信每一本都保持这样质量的书定会受到医学界的欢迎，成为我国又一项成功的优秀出版工程。

《中国医学临床百家》丛书出版工程的启动，是我国现代医学百年进步的标志，也必将对我国临床医学发展起到积极的推动作用。衷心希望《中国医学临床百家》丛书的出版取得圆满成功！

　　是为序。

作者简介
Author introduction

　　田秦杰，中国医学科学院北京协和医学院医学博士，美国宾夕法尼亚大学博士后，现为北京协和医院妇产科教授，博士研究生导师。担任《生殖医学杂志》副主编，《中国计划生育学杂志》副主任委员，现为多家医学核心期刊编委。中华医学会妇产科学分会妇科内分泌学组委员兼秘书，中华预防医学会生育力保护分会副主任委员，生殖内分泌生育保护学组组长，全国卫生产业企业管理协会妇幼健康分会副会长、生殖内分泌组组长、生殖外科与输卵管学组副组长，白求恩—妇科内分泌专项基金委员会副主任委员。

　　擅长妇科内分泌专业，包括性发育异常、性早熟、月经紊乱、多囊卵巢综合征、不育的诊断和处理，以及宫腔镜和腹腔镜手术、更年期治疗、绝经后激素替代治疗等。在国内外核心期刊发表论文150多篇，参与编写曹泽毅主编《中华妇产科学》第1版、第2版、第3版。作为主编，编写《实用女性生殖内分泌学》《协和名医谈女性生殖健康》《生殖健康必读全书》

《孕产360°》《我的第一本月经管理书》《性发育异常田秦杰 2016观点》；作为副主编，与郎景和院士编写《青少年妇科学》《女性健康全书》《新婚必读全书》，与叶碧绿教授编写《绝经与健康》，与陈子江教授等编写《生殖内分泌学》等专著。

在2008年北京第29届奥运会上首次设立运动员性别鉴定实验室，担任性别检察官。

前 言
Foreword

性发育异常是一类因性染色体、性腺或性激素异常导致性别表现不典型的先天性异常，是一组少见而非罕见的疾病。给患者本人和家庭造成严重的身心压力，社会上许多人也常把这类疾病当奇闻逸事来谈论。而对于一个长期从事该领域的医生来讲，却是充满困惑和富有挑战性的，把此类疾病当作一个专业来做的可能更少。北京协和医院妇产科内分泌组在葛秦生教授的带领下，在年轻一代医学专家和研究者的共同努力下，却是做得风生水起，达到了国际先进水平，并在国内处于领先地位。本书也是对这些工作的总结和经验介绍，同时也加入了一些最新的研究发现。希望对相关领域的医生、研究者，甚至是患者或其家属有所启发，了解疾病的发生、治疗与预后。

患有性发育异常的女性，常常表现为身高的异常，或偏矮，或过高；可表现为出生时不易辨男女，或青春期发育后有异常变化；或因不来月经或无乳房发育，无阴毛、腋毛生长而感觉与他人有异，但又不敢声张、不愿意就诊，以致有些患者出现了无法性生活、无法生育、盆腔肿瘤才就诊发现，甚至在奥运赛场上被对手举报怀疑才被发现有异。长期的文化歧视、自我封闭的心态和内心卑微，使得性发育异常患者常常内心苦闷、抬不起头；父母羞愧内疚、以泪洗面，以为是自己害了孩子。其实性发育异常如同其他疾病一样，不过是大自然中人类的一种变异而已，不是什么古怪之病，也不全是来自父母遗传，所以患者和家属应客观了解疾病的发生原因与预后，积极、主动、尽早就诊，在妇产科医生、内分泌医生、整形医生、心理医生和家庭的合作辅助治疗帮助下，患者是能够健康快乐生活的。我常常告诉患者及其家属，有染色体异常的胎儿能出生、活下来的可能仅有0.2%，而你活下来了，你就是生命的宠儿！性激素异常的新生儿80%出生后就可能面临死亡的威胁，而你挺过来了，你就是奇迹！应当感谢生活赋予你的磨难、痛苦、欢乐与奋争，比别人多一份的感触与感恩。

让我们的医生了解和掌握性发育异常疾病发生的机制与规律，让我们的患者认识自己的性发育异常疾病与预后，让社会客观同情地看待这些性发育异常患者，包容她们（他们）、接受她们（他们）、帮助她们（他们），这才是编写这本书的初衷。

田秦杰

目 录
Contents

性腺发育异常导致的性发育异常 / 062

性别确定与性别分化发育的决定和影响因素

1. 新生儿出生后单靠外生殖器形态判定性别有时会出错

判断一个人的性别，传统方法是出生时看外生殖器，有阴茎、阴囊即冠之为男性，无阴茎、无阴囊即被称为女性，绝大多数个体用这种方法判断性别是准确的，但有一小部分个体属性发育异常，就不能单独根据外生殖器形态来分辨是男性或女性。如一些男性患者，因睾丸发育不全，外生殖器可为女性；一些女性患者，虽然有卵巢，但由于肾上腺缺乏某种酶或其他原因而分泌过多雄激素，使胎儿期外生殖器发生男性化表现，被误认为男性。这类性发育异常患者的外生殖器不能准确地反映性别。错误地确定性别，除延误器质性病变诊断外，给患者及其家属带来精神上严重的痛苦和创伤。正确诊断和处理这类性发育异常的病例，使他们能过正常人的生活十分重要。近年来随着科学研究的发现与发展，有关性分化和发育的生理、病理生理、分子生物学机制研究突飞猛进，对性发育异常的临床认知与基础研究有了很大的进展，为性发育异常的诊断提供了科学的依据，对性发育异常的治疗也随着科技的发展进入了微创时代。

因此对出生后性别不清、不容易判定、外生殖器与正常男孩或女孩不一样的孩子，无论是孩子的家长还是医护人员，都不要着急确定是"男孩儿""女孩儿"，而可代之以"小孩儿""婴儿"的称呼，尽快请专家团队会诊、明确病因、讨论预后、给孩子选择一个"最合适"的性别，为孩子未来的生长、生活，创造一个相对容易的条件，同时对家属进行心理沟通与辅导，减少压力。对成年患者，也应尊重他们自己的选择，改善其生活质量。

2. 复杂而有序的性分化发育过程

性别的分化发育过程是一个非常复杂的过程，包括性确定（sex determination）与性分化（sex differentiation）过程。性确定是指有两性潜能的性腺发育成睾丸或卵巢的过程。性分化是指发育中的性腺正常发挥功能、产生肽类激素和甾体的过程。男女性腺与内外生殖器的分化与发育是由多种因素所决定的，而且在胚胎分化与发育过程中有其特定的时间性。了解正常的性分化发育过程将有助于了解性分化与发育异常的临床表现。

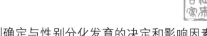

　　正常的性分化发育是一有序的过程，涉及受精时合子内染色体性别的正常组成、由遗传性别确立的性腺性别、由性腺性别调控的生殖器官及表型性别。在青春期，性别特异的第二性征发育强化和凸显了这种性差异表现。性分化发育过程由无数个位于性染色体和常染色体的不同基因通过不同的机制调节，包括组成因子、性腺甾体、肽类激素和组织受体等。两种性别的早期胚胎具有未分化的相同始基，并且有向女性分化的遗传倾向，女性身体的性器官（内外生殖器）分化不依赖于性腺激素，在缺乏胎儿睾丸的情况下，无论是否存在卵巢，均可向女性内外生殖器分化。

3. 决定性别的最根本因素是性染色体

　　决定性别的最根本因素是性染色体。经过减数分裂的精子和卵子结合后，合子的性染色体为 XX，性腺将分化为卵巢；合子的性染色体为 XY，性腺将分化为睾丸。受精后约 3 周，原始生殖细胞从卵黄囊沿后肠移行至泌尿生殖嵴，最后形成性腺。但在性腺分化为睾丸或卵巢之前均将经过一段性别未分化期，这种两性同体状态一直持续到第 7 周具备双性分化潜能的性腺形成为止。

　　在 Y 染色体短臂末端有一个结构基因，称为 Y 染色体性别决定区（sex determining region y，*SRY*）。目前认为，它是使原始性腺发育为睾丸的决定因子（testicular determing factor，TDF）

的最佳候选基因。SRY 蛋白在睾丸形成前的生殖嵴即有表达，在睾丸的支持细胞和生殖细胞中表达，并通过其受体起作用。*SRY* 通过调节下游基因的转录而启动男性途径或抑制女性途径，但其机制尚不十分清楚。

近年来一些研究发现，*SRY* 并不等同于 TDF，*SRY* 阴性的个体可出现睾丸，*SRY* 阳性的个体可出现卵巢，故目前只能认为 *SRY* 基因是决定性腺的一个重要调节基因，而不等同于睾丸的决定因子。

受精后约 44 天，睾丸已具有早期曲细精管形态，卵巢的分化比睾丸的分化晚约 5 周，若缺 Y 染色体或 TDF 的作用，未分化性腺将分化为卵巢。胚胎期卵巢的发育不一定需要 2 个 X。在 45,X 个体的原始生殖细胞移行至生殖嵴与有丝分裂均正常。原始生殖细胞周围需有卵泡细胞保护，45,X 个体可能缺乏这种保护，卵泡耗损快，到出生时几乎已没有卵泡。

4. 睾丸确定是性发育的核心

在性确定的过程中，睾丸的形成与功能是区别男女两性的核心，因而其分化与发育的原因与结果非常重要。

（1）Y 染色体性别决定区（sex determining region Y，*SRY*）基因及其调控基因

自从 1990 年在人和小鼠中分别发现 *SRY* 基因以来，不断有研究探讨其在男性性别决定中的具体机制。*SRY* 在发育的性腺中

发挥着重要作用，如支持细胞的分化、介导细胞从中肾向原始性腺的迁移、性腺内细胞增生、男性特异性血管生成和支持细胞前体细胞内糖原的富集。但是在 46,XY 性发育异常（disorders of sex development，DSD）患者中，*SRY* 突变的发生率仅占 10% ～ 15%，提示可能有其他基因为正常睾丸发育所必需。

类固醇生成因子 1（steroidogenic factor 1，*SF1*）基因，也称为核受体亚家族 5A 组成员 1（nuclear receptor subfamily 5，group A，member 1，*Nr5a1*），是一个核受体转录因子，在调节肾上腺发育、性腺发育、类固醇生成和生殖方面发挥重要作用，也是激活 *SRY* 的一个候选因子，在 46,XY 性反转的患者中发现了 *SF1* 杂合突变，体外转染研究发现 *SF1* 可与 *SRY* 启动子结合并使其活化。

沙漠刺猬基因（desert hedgehog gene，*DHH*）突变可以导致 46,XY 个体发生性腺发育不全和性反转。*DHH* 信号通过上调 *SF1* 来触发睾丸分化。

肾母细胞瘤（Wilms' tumor 1，*WT1*）基因是 *SRY* 和抗苗勒氏管激素（anti-Mullerian hormone，AMH）重要的转录调节因子，参与性腺发育和肾脏发育，*WT1* 突变与异常性分化、肾脏畸形或功能障碍有关，可与 *SRY* 启动子区的调控元件结合。

GATA 结合蛋白 4（GATA binding protein 4，GATA4）突变的转基因鼠出现 *SRY* 表达显著下调，但它并不直接调控 *SRY* 的启动子区，而是与 *WT1* 和锌指蛋白协同作用。研究发现 *SRY* 与

SF1 可共同激活 *SRY* 基因盒 9 （SRY box 9，*Sox9*），使双向潜能的性腺向睾丸发育，这个启动过程的时间窗很窄。

小脑肽 4 前体基因 （cerebellin 4 precursor gene，*Cbln4*）也是 *SRY* 的直接靶基因，但其在睾丸分化中的功能还不清楚。*SRY* 可能直接或间接抑制 B 连环蛋白的活性使卵巢通路处于休眠状态。XX R 脊椎蛋白 1 （R-spondin 1，Rspo1）突变的小鼠出现 *Sox9* 表达相关的雌性至雄性的性反转，说明 *Sox9* 在病理情况下可介导睾丸分化。出乎意料的是，同时缺失 Rspo1 和 *Sox9* 的个体仍可出现睾丸分化，说明 *SRY*、*Sox9* 不是介导雌性至雄性的性反转所不可或缺的，分析发现 *Sox8* 和 *Sox10* 可能介导这一过程。

男性和女性的性别决定和性腺发育过程均是由不同的、主动的遗传通路介导，而非以前的非睾丸即为卵巢的观点。

（2）非编码 RNA （non-coding RNA，ncRNA）

长的非编码 RNA 通过染色质重塑复合物和转录因子可促进人胚胎干细胞的多向潜能。随着高通量测序、生物信息分析和其他生物化学技术的发展，ncRNA 在疾病、生育和发育中的作用逐渐被揭示。

微小 RNA （miRNAs）是 ncRNA 的一种，由 19 ～ 25 个核苷酸组成，它们在睾丸和卵巢细胞发育的不同时期有时空特异性的表达，通过蛋白质编码基因的转录后调节参与生殖细胞分化、减数分裂后男性生殖细胞的生长和卵母细胞的发育和成熟。miRNAs 和性腺体细胞的功能调节有关，如睾丸的支持细胞和间质细胞、卵巢的颗粒细胞。

miRNAs 由前体物质转化为成熟形式才可以调节基因表达，Dicer 是参与 miRNAs 加工过程的一个关键酶。敲除 Dicer 的小鼠在原肠作用之前会死亡，条件性敲除 Dicer 的小鼠在胚胎期 14 天时，支持细胞内 Dicer 失活后胚胎发育正常，出生时曲细精管的数量和组织学表现与对照组无差异，但在睾丸发育中发挥关键作用的基因表达下调。此后出现进行性发育异常：曲细精管结构紊乱、数目减少。

有人用 *SF1* 阳性、Dicer 缺失的细胞做实验，发现 Dicer 为维持睾丸内细胞生存所必需，从胚胎期至出生后 5 天内卵巢发育不需要 Dicer 的存在，说明对 Dicer 的需求可能存在组织特异性。也有研究发现 miRNAs 在卵母细胞成熟和卵泡发育的基因表达中发挥转录后调控作用。

现在研究的焦点放在了生殖细胞特异的 miRNAs 分子功能的识别和特点上，在成熟和不成熟的睾丸里存在 miRNAs 的差异表达，由于这些 miRNAs 的靶标大部分未知，因此很难研究它们的功能。

（3）转化生长因子 β 家族（transforming growth factor β，TGFβ）和其他蛋白

TGFβ 亚家族包括 TGF1-3（由不同的基因编码）、激活素、抑制素、抗苗勒氏管激素（AMH）和胶质细胞源性的神经营养因子，除抑制素以内分泌方式分泌外，其余均以自分泌或旁分泌

的方式在局部发挥作用。TGFβ 通过影响细胞生长、分化、基质产生和凋亡调节睾丸发育。

Moreno SG 等研究发现，体外 TGFβ 只在静息期的性腺母细胞有表达，且抑制其增生。敲除 Ⅱ 型 TGFβ 受体的小鼠大部分在胚胎期死亡，存活下来的小鼠精原干细胞储备减少，成年后导致不育。用器官培养系统模拟体内发育过程发现，性腺母细胞增生和凋亡的比例增加使其静息状态减少。故 TGFβ 作为性腺母细胞增生的负调控因子，可以调节生殖细胞静息的持续时间，在睾丸发育中发挥着相应的生理作用。

随着可以区别亚单位和单体的敏感而特异的检测方法的进步，以及亚单位和细胞特异基因修饰小鼠的出现，对激活素和抑制素结构和功能的研究越来越深入。激活素是由 B 亚单位组成的二聚体，目前在哺乳动物中共发现了 4 种 B 亚单位，βA、βB、βC、βE。抑制素是由 α 和一种 β 亚单位组成的异二聚体。激活素主要通过和 Ⅱ 型受体亚单位结合，磷酸化后募集并活化 Ⅰ 型受体亚单位，后者调节下游信号分子的募集和磷酸化，形成复合物进入细胞核内影响基因转录。抑制素和 TGF Ⅲ 型受体结合，并与 Ⅱ 型受体结合形成复合物阻止激活素信号。用基因芯片和实时 PCR（real time polymerase chain reaction）分析发现，在睾丸中激活素转录水平进行性增加，在卵巢中则没有，而激活素的拮抗物卵泡抑素则在胎儿卵巢中选择性表达上调。完全敲除及条件性敲除激活素编码基因的实验均证实抑制素 A 为睾丸支持细胞增生和曲细精管形成螺旋所必需，这种抑制素由间质细胞而不是生殖细胞产生。有人用免疫组化的方法研究胎儿期间质细胞类固醇生成快速调节蛋白（steroidogenic acute regulatory protein，StAR）和 StAR 结合蛋白（StAR-binding protein，SBP）的表达，发现在最初睾丸发育时即可检测到 StAR 的免疫反应性，而 SBP 的表达稍晚一些，且其表达时间和睾酮出现时间非常接近，提示 SBP 可能通过与 StAR 的相互作用在睾丸发育中发挥着重要作用。

5. 卵巢确定没那么简单

卵巢的确定现在认为也不是一个完全被动或自然发生过程，其形成与功能发育也需要多种因子的正常功能与协调。

（1）Wnt/Rspo1/B 连环蛋白通路

Wnt/Rspo1/B 连环蛋白通路在卵巢分化中发挥着独特的作用。

无翅型小鼠乳腺肿瘤病毒整合位点家族成员（wingless-type MMTV integration site family member，Wnt）与卵巢发育的关系最早引起人们注意的相关报道称 Wnt 失活的小鼠发生雌性至雄性的部分性反转伴卵母细胞耗竭。

随后的研究发现女性性腺发育过程中需要 Wnt4 的表达来抑制男性特异的体腔血管形成及阻止类固醇生成细胞从中肾迁移至发育中的卵巢。经典 Wnt 信号通路激活可以介导细胞核内 B 连环蛋白的富集，B 连环蛋白和一些辅助因子一起共同调节下游靶基因的转录。Rspo1 在 XX 性腺中特异性表达，在女性性别决定的起始阶段发挥作用。在受精后 6～9 周是人类性腺发育的关键时期，在卵巢而非睾丸中出现 Rspo1 表达上调，Wnt4 和编码 B 连环蛋白的基因表达在两种组织中则没有明显差异。在 46,XX 真两性畸形患者中，Rspo1 突变后功能下降导致 Wnt4 转录和 B 连环蛋白表达下降。这些资料表明，Rspo1 可能通过组织特异性增强 Wnt4 信号通路来抑制睾丸分化。

经典 Wnt 信号通路激活后可抑制 *Sox9* 和 AMH 的表达，而 *SF1* 和 *SRY* 的表达不变，男性性腺里 Wnt 的异位激活使 *SF1* 无法与 *Sox9* 启动子区的 *Sox9* 睾丸特异性增强子（testis-specific enhancer of *Sox9*，TES）结合，从而使 *Sox9* 表达缺失。

(2) X 染色体上与剂量敏感的性反转 – 先天性肾上腺萎缩相关的基因 1 (dosage-sensitive sex reversal, adrenal hypoplasia critical region, on chromosome X, gene 1, *Dax1*)

在含 Wnt4 双重拷贝的个体里，检测到 Dax1 蛋白的过表达，即使染色体核型为 46,XY 性腺仍发育为卵巢。在 X 染色体上存在 *Dax1* 双重拷贝的个体中，Y 染色体上的 *SRY* 信号通路被抑制。携带多个 *Dax1* 拷贝的转基因鼠会发生睾丸至卵巢的性反转，提示 *Dax1* 有抗睾丸形成作用，且呈剂量依赖性。但 *Dax1* 缺失并不阻断卵巢发育，相反会使睾丸形成受损，这种看似矛盾的作用机制还需进一步研究。在 *Dax1* 过表达的转基因鼠中，*Sox9* 表达下降。

在性染色体为 XY、*Sox9* 杂合的个体里，睾丸发育是正常的，若存在 *Dax1* 的过表达，则会形成卵睾，表明两者之间存在拮抗作用，且在卵睾的卵巢部分表达颗粒细胞特异的标志物叉头蛋白盒 12（forkhead box 12，*Foxl2*），完全不表达间质细胞标志物 *Sox9*、AMH 和支持细胞标志物，但保留了 *Sox9* 关键的转录调节因子 *SRY*、*SF1* 的表达。*Dax1* 通过影响 *SF1* 与 *Sox9* 的启动子 TES 的结合来拮抗 *SF1*、*SF1/SRY* 和 *SF1/Sox9* 介导的 TES 活性，从而使 *Sox9* 表达下调，揭示了剂量敏感的性反转（dosage-sensitive sex reversal，DSS）可能的发病机制。

（3）*Foxl2*

Foxl2 是叉头蛋白转录因子的编码基因，其突变或失调节与睑裂狭小－上睑下垂－倒转型内眦赘皮综合征（blepharophimosis-ptosis-epicanthus，BPES）和卵巢发育有关。

在卵巢中，*Foxl2* 参与胆固醇和类固醇代谢、凋亡和细胞增生调节，它还参与维持颗粒细胞的稳定性，阻止其向睾丸支持细胞的横向分化。研究发现小鼠卵巢的小卵泡颗粒细胞中有 *Foxl2* 和大肿瘤抑制因子抑制物 1（large tumor suppressor homolog 1，LATS1）的联合表达，LATS1 可以使 *Foxl2* 丝氨酸残基磷酸化，使 *Foxl2* 对与颗粒细胞分化有关的 StAR 启动子的抑制活性增强，*Foxl2* 突变或调节异常可能会导致颗粒细胞分化和卵泡成熟速率异常。

6. 睾丸和卵巢发育相关因子的相互作用

虽然睾丸发育主要靠 *SRY* 基因激活 *Sox9* 基因调控网络的参与，卵巢发育主要由 Wnt/Rspo1/B 连环蛋白通路调节，但是两者之间存在复杂的相互作用。一些因子为两种性腺发育所必需，且两个调控网络之间的对抗作用终生存在，并不随性别决定而终止。如 Rspo1 和 Wnt4 在双向潜能的性腺里有表达，在男女性腺发育早期均是细胞增生的调节因子，同时去除这 2 个基因后，体腔上皮增生受损，支持细胞前体的数量减少，从而曲细精管数目减少，睾丸发育不良。睾丸支持细胞分泌 AMH，抑制副中肾管上皮增生从而使副中肾管退化。在副中肾管间叶细胞男性特异的 Wnt4 表达受 AMH 信号调节，B 连环蛋白失活后并不改变 Wnt4 的表达类型，说明 B 连环蛋白不是 AMH 信号通路激活所必需，但苗勒氏管间叶细胞 B 连环蛋白丧失后，男性会出现完全异位的女性生殖管道，说明在男性性别分化、苗勒氏管退化过程中需要 B 连环蛋白的参与，调节 AMH 信号通路的下游基因（图 1）。

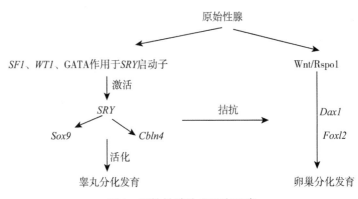

图 1　原始性腺分化发育示意

人们曾经认为早期卵巢发育是由于 *SRY* 基因缺失而被动地进行，但最近的研究对此观点是一个挑战，认为卵巢发育是抑制男性特异性基因和促进女性特异性基因表达这两条主要通路同时发挥作用的结果。研究表明，睾丸和卵巢的发育并不随出生而终止，如在成人卵泡中介导 *Foxl2* 失活后，男性特异性基因表达很快上调，随后颗粒细胞转化成支持细胞样细胞，睾酮水平也上升至正常成年男性水平。睾丸中的细胞命运也是不稳定的，如成年小鼠睾丸支持细胞中双性和迈布三相关转录因子 1（doublesex and mab-3-related transcription factor 1，*DMRT1*）基因失活后，*Foxl2* 被激活引起支持细胞向颗粒细胞的横向分化，在这种环境下，卵泡膜细胞形成，产生雌激素，生殖细胞向着女性方向分化。也许调节睾丸和卵巢发育的复杂网络打响了一场终生的战役，从性别决定到性腺分化、发育和维持，都是众多基因网络协调作用的结果。

7. 睾丸确立后分泌的副中肾管抑制因子和睾酮决定内生殖器官的分化

1947 年，Alfred Jost 通过对野兔进行系列实验发现，极早期胚胎具有向雌雄两性分化的潜能。如果在胚胎早期摘除雄兔胚胎的双侧睾丸，会使生出的幼崽里里外外具有雌性的结构；而在胚胎早期摘除雄兔胚胎的一侧睾丸，生出的幼崽阉割侧将表现为雌性的内生殖器，而未阉割侧将表现为雄性的内生殖器。如果在胚胎晚期摘除雄兔胚胎的双侧睾丸,会使生出的幼崽内生殖器有发育不全的雄性与雌性结构;而在胚胎早期摘除雌兔胚胎的一侧卵巢而移植睾丸,会使生出的幼崽摘除卵巢而移植睾丸一侧的内生殖器向雄性发育而不向雌性发育;在胚胎早期摘除雌兔胚胎的一侧卵巢而将丙酸睾酮结晶植入,植入侧会有雌性与雄性的内生殖器发育,而保留一侧的卵巢则为雌性的内生殖器发育(图2)。这一客观、有趣的研究证实:睾丸控制了胚胎的内生殖器性别确定,并且是单侧起作用的。之后在人类也发现证实了这一现象(图3)。

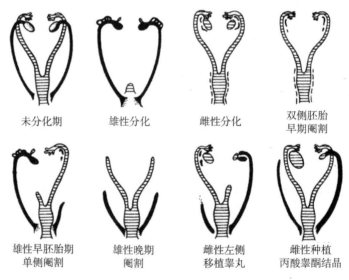

| 未分化期 | 雄性分化 | 雌性分化 | 双侧胚胎早期阉割 |

| 雄性早胚胎期单侧阉割 | 雄性晚胚胎阉割 | 雌性左侧移植睾丸 | 雌性种植丙酸睾酮结晶 |

图2 Jost 兔胚胎实验示意

现代的研究显示,约受精后5周睾丸曲细精管内的支持细胞产生抗苗勒氏管激素(anti-mullerian hormone,AMH)或副

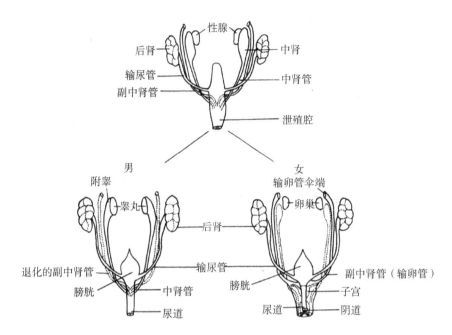

图3 男女内生殖器的发育与分化

中肾管抑制因子（Mullerian inhibiting substance，MIS），为一种糖蛋白，可抑制副中肾管上皮的增殖从而使副中肾管退化。没有 AMH，副中肾管不退化而发育为女性的输卵管、子宫和阴道上段。受精后约 62 天时，AMH 分泌量即足以抑制副中肾管，到 77 天时完成抑制作用。出生后 2 年内，睾丸仍能产生少量的 AMH。睾丸产生的 AMH 只对同侧副中肾管有效，也证实了 Jost 的研究结果，在性发育异常患者中，如真两性畸形，尤其表现得淋漓尽致，提供了天然的研究模板（图3）。

妊娠后约 7 周睾丸内出现间质细胞，约 8 周时开始产生睾酮。中肾管在睾酮的作用下分化为附睾、输精管与精囊。睾酮也只对同侧中肾管有效。

女性内生殖器的发育不需要卵巢或其他激素。即使没有性腺，生殖器也发育为女性。没有 MIS 的影响，副中肾管将从头向尾形成输卵管、子宫和阴道上段。

8. 外生殖器的发育与双氢睾酮关系更大

男性外生殖器与前列腺的分化发育依赖于在局部由睾酮经 5α 还原酶 II 转化而成的双氢睾酮（dihydrotestosterone，DHT）。在 DHT 的作用下，生殖结节增大形成阴茎龟头，男性的尿道褶在中线完全融合形成尿道海绵体部和海绵体，生殖隆起增大融合为阴囊，泌尿生殖窦分化为前列腺。当雄激素作用不足时，外生殖器将仅有部分男性化表现，如小阴茎、尿道下裂、阴囊部分融合等，个别可有阴道盲端，而导致外生殖器性别模糊。DHT 在 70 天时起作用，使尿道褶融合而关闭为中缝，74 天时尿道沟已完全闭合。在 120 ～ 140 天（18 ～ 20 周）时外生殖器的分化已全部完成（图 4）。

在女性没有 DHT 的影响下，外生殖器将发育为女性，生殖结节稍增大形成阴蒂，尿道褶发育为小阴唇，生殖隆起发育为大阴唇。泌尿生殖窦形成阴道下段，与上段相通（图 5）。若婴儿性腺为卵巢或条索样性腺，无论性染色体是什么，出生时外生殖器为女性。

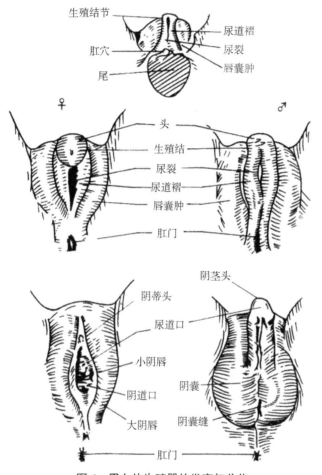

生殖结节

尿道褶

肛穴

尿裂

尾

唇囊肿

♀

♂

头

生殖结

尿裂

尿道褶

唇囊肿

肛门

阴茎头

阴蒂头

尿道口

小阴唇

阴囊

阴道口

大阴唇

阴囊缝

肛门

图4 男女外生殖器的发育与分化

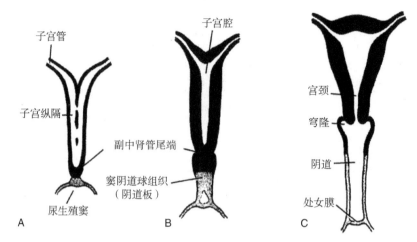

A. 妊娠第 9 周：子宫纵隔的消失；B. 妊娠 3 个月末，形成窦阴道球组织；C. 新生儿期：副中肾组织的空泡化，形成上部分阴道和穹隆，窦阴道球的空泡化形成下部分阴道，出生前，处女膜贯通。

图 5　子宫和阴道的形成过程

若女性胎儿在孕 10 ～ 12 周前受内源性或外源性雄激素增高的影响，外阴将出现不同程度的男性化表现，如男性阴茎、尿道下裂、阴囊部分融合等。孕 20 周后外生殖器已完成分化，若再受增高的雄激素影响，将仅表现为阴蒂增大、会阴体高等。青春期后出现阴蒂增大等男性化表现，需注意鉴别分泌雄激素的肿瘤、5α 还原酶缺乏、不完全雄激素不明综合征、真两性畸形、迟发性肾上腺皮质增生等。

9. 性激素决定青春期后的第二性征

到达青春发育期，男性在雄激素作用下，面部及体毛增多，阴毛达脐下，呈菱形分布，肛周亦多毛，出现痤疮、喉结，嗓音变低，肌肉发达，阴茎及睾丸发育至成人大小，阴囊皱褶增多并有色素沉着。女性在雌激素作用下，乳房发育，皮下脂肪堆积（尤其在臀部和大腿），女性外生殖器发育，月经来潮。性激素影响的体型表现，称为表型，发育分级见图6。外源性药物及局部整形术亦可导致表型发生改变，应仔细询问。

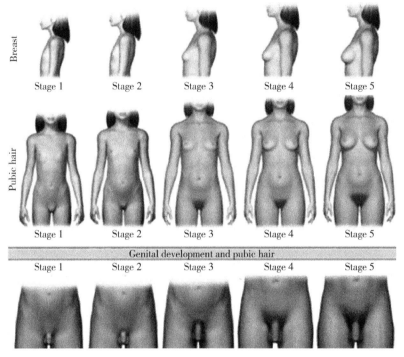

注：乳房（Breast）发育分级；女性与男性阴毛（Pubic hair）发育分级。

图 6 女性与男性发育的分级（彩图见彩插 1）

性发育异常的概念与分类

10. 性发育异常的概念与发病率

性发育异常（disorders of sex development，DSD）是指一类先天性异常疾病，表现为性染色体、性腺或解剖性别不典型，也有人提出，它只是一种人类性别的变化（difference），不应受到歧视，患者有选择的自由。由来自卵巢分泌雄激素的肿瘤或外源药物引起的各种后天发育异常则不属于性发育异常；身体发育正常，解剖正常的个体，由于心理或生理的特殊变化或要求而发生性别转化亦不属于性发育异常。当一个 DSD 孩子出生后，患者家属和医生将面临选择合适性别、促进发育、调整心理、激素补充、整形手术等终生关爱的挑战。

不同文献报告的性发育异常总的发生率有很大差异，平均为新生儿的 1/4 500 ～ 1/5 000。但临床上似乎并没有发现这么多的 DSD 患者，可能大多数是因为"视而不见"，很多患者只是被当作"原发闭经""先天性无子宫""盆腔包块",在门诊或妇科病房没有明确诊断而直接进行了治疗,并没有意识到 DSD 的存在,其中一部分患者是在肿瘤复发后才想到该病、进行系统检查才发现有问题的;少部分患者也可能是"伪装太深",其症状不典型、程度有差异、症状有变化,临床医生感觉困惑,家属觉得奇怪。

11. 出现下列情况应想到性发育异常的存在

"男性"患者双侧阴囊内睾丸触诊不清、小阴茎(足月儿牵伸阴茎长度< 2.5cm)、会阴型尿道下裂伴阴囊对裂、尿道下裂和单侧触诊不清的性腺。"女性"患者阴蒂肥大(阴蒂宽度> 6mm 或阴蒂长度> 9mm)、阴唇后联合抬高(部分融合)、阴唇阴囊皱内可触及性腺。或者生殖器和性染色体不一致时,应当想到患者存在 DSD 的风险,做进一步的检查以确认。

新生儿出生后外生殖器性别不清或青春期外生殖器发育异常是最常见的 DSD 表现之一。根据尿生殖窦和外生殖器的男性化程度,Prader 制订出 46,XX 肾上腺皮质增生(congenital adrenal hyperplasia,CAH)女性的男性化标准(图7)。

I 型:阴蒂稍大,阴道与尿道口正常。

II 型:阴蒂较大,阴道口为漏斗型,但阴道与尿道口仍分开。

III 型:阴蒂显著增大,阴道与尿道开口于一个共同的尿生殖窦。

Ⅳ 型：阴蒂显著增大似阴茎，阴茎基底部为尿生殖窦，类似尿道下裂，生殖隆起部分融合。

Ⅴ 型：阴蒂似男性阴茎，尿道口在阴茎头部，生殖隆起完全融合，此型常误认为有隐睾与尿道下裂的男性。

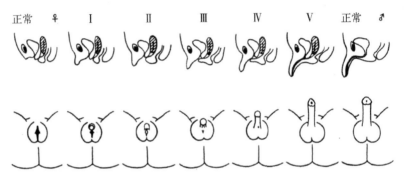

图 7　Prader 对 21- 羟化酶或 11β- 羟化酶缺乏时女性外生殖器男性化的分型示意

为了评估 46,XY DSD 患儿的外生殖器发育，Quigley 量表也得到广泛应用（图 8）。这些标准作为一种客观记录生殖表型的方式，有助于 DSD 患儿的诊断和治疗。

根据男性化不足的严重程度分为 1～7 级：

1 级：正常的男性外观。

2 级：男性表型，有轻度的男性化缺陷，如单独的尿道下裂。

3 级：男性表型，有严重的男性化缺陷，如小阴茎、阴囊型尿道下裂，阴囊分叉和（或）隐睾。

4 级：严重的外生殖器性别模糊 - 阴蒂样阴茎，阴唇样阴囊、单个会阴开口。

5 级：女性表型、后联合融合、阴蒂长大。

6/7 级：女性表型（如果成年有阴毛为 6 级，如果没阴毛为 7 级）。

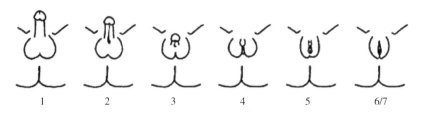

图 8　Quigley 对 46, XY DSD 患儿的外生殖器发育异常分级示意

特殊的发育异常，如身高矮小合并特殊的身体体征（如 Turner 综合征）或身材过高（超雌）等也是提示 DSD 的重要线索。青春期后缺乏第二性征，如原发闭经、乳房不发育同样应想到 DSD 的可能。

DSD 的临床表现变化多样，可以同一种疾病有不同的表现、不同种疾病有类似的表现、类似的表现有程度的差异、表现可随年龄而发生改变，需要进行仔细检查，分析原因，包括性染色体的检查。

12. 摒弃男女假两性畸形的名称

性发育异常既往经常被称为"假两性畸形""真两性畸形"。在没有染色体检查之前，以性腺病理为基础进行分类：性腺为睾丸、男性化不足或有女性化表现称为男性假两性畸形；性腺为卵巢、有男性化表现称为女性假两性畸形。目前临床所见性发育异常病因种类繁多，真假两性畸形分类不足以反映目前临床所见的各种类型，如同样是男性假两性畸形，其病因可能多种多样，如XY单纯性腺发育不全、部分型雄激素不敏感综合征或睾丸退化等。临床医生对假两性畸形十分困惑，影响诊断与处理。20世纪90年代，北京协和医院即提出抛弃"假两性畸形"概念，建议以病因为诊断依据。2006年国际共识会议也提出，采用诊断性类别"DSD"来取代具有潜在贬损意义的术语"假两性畸形""雌雄同体"和"双性人"的概念。

13. 推荐按性染色体、性腺与性激素将性发育异常分为三类

对于DSD这类罕见病，其病因复杂，因此提供一个清晰、简单、有指导意义的疾病分类，对指导临床诊断、治疗、预后、基础研究具有重大的意义。北京协和医院葛秦生教授总结多年的临床经验与基础研究，提出选择性发育过程中三个最关键的环节：性染色体、性腺与性激素，作为分类的基础，直接将常见的性发育异常疾病按病因分为三大类（表1）。

表 1　性发育异常分类

分类	疾病	
性染色体异常	1. 特纳综合征	
	2. XO/XY 性腺发育不全	
	3. 超雌	
	4. 真两性畸形（嵌合型性染色体）	
	5. 46,XX/46,XY 性腺发育不全	
	6. 曲细精管发育不良（Klinefelter）综合征	
性腺发育异常	1. XX 单纯性腺发育不全	
	2. XY 单纯性腺发育不全	完全型 部分型
	3. 真两性畸形（46,XX 或 46,XY）	
	4. 睾丸退化	
性激素量与功能异常	1. 雄激素过多	先天性肾上腺皮质增生 　21- 羟化酶缺乏 　11- 羟化酶缺乏 早孕期外源性雄激素过多
	2. 雄激素缺乏（合成酶缺乏）	17α- 羟化酶缺乏 　完全型 　部分型 5α 还原酶 II 缺乏
	3. 雄激素功能异常（雄激素不敏感综合征）	完全型 部分型

14. "协和DSD分类法"的优点

"协和DSD分类法"首次彻底抛弃了"假两性畸形"的混乱概念，并根据疾病病因进行分类，并可据此进行相关病因的基础研究，避免了资源浪费，相比国外，这一观念提前了10余年。从1975—2018年，北京协和医院妇科内分泌组共收集了临床所见各种性发育异常三大类10余种病因共900余例，均可适当地按此进行分类，在实际应用中证明此分类是可行的。此分类法条理清楚，简单明了，易于掌握、正确诊断和处理。本分类法是开放的分类法，虽未包括所有罕见类型，但亦不外乎这三个层次。在应用过程中发现这一分类能提供科研线索，引导有针对性地进行基础深入研究。

国外建议将性发育异常分为性染色体DSD（性染色体异常）；46,XY DSD（包括男性假两性畸形、XY男性化不足）和46,XX DSD（包括女性假两性畸形、XX女性过度男性化），用卵巢睾丸DSD取代真两性畸形的名称，同时包含了一些生殖道畸形，且认为后者不属于DSD范畴，不应被纳入。北京协和医院的分类法更简单、实用、方便，不易混淆。

性染色体异常导致的性发育异常

15. Turner 综合征是最常见的性发育异常类型

由于一条 X 染色体完全或部分缺失，导致患者表现为不发育的女性表型，合并一些特殊的躯体特征。1938 年 Turner 首先描述了此类患者，故称为 Turner 综合征（Turner's syndrome，TS），又称为先天性卵巢发育不全。临床特征为身矮、乳房不发育、幼儿型女性外生殖器、性腺功能不全。TS 是一种临床最为常见的性发育异常，约占出生后活女婴的 1/2 500，仅 0.2% 的 45,X 胎儿达足月；其余的在孕 10 ～ 15 周死亡，占胚胎死亡的 6.5%。TS 是最常见的染色体异常之一，约影响 3% 的女性胎儿，实际上，可能有更高的胎儿流产率，占自发流产的 7% ～ 10%。

16.【病例：Turner 综合征】

19 岁，女性，因原发闭经就诊。足月顺产，按女孩抚养。幼年身高正常，智力正常，12 岁时身体无明显发育，身高小于同龄儿。19 岁仍无月经来潮，乳房发育不明显，身高亦无增加。查体：身高 146cm，体重 48.5kg，面部多痣，内眦赘皮，颈短，乳房发育 Tanner I 级，无腋毛，肘外翻，手脚无异常，外阴发育幼稚，阴毛稀疏，阴蒂不大，大小阴唇发育差，尿道口与阴道口分开，肛查可扪及小子宫 3 cm×2 cm×2cm，前位，质中，双侧（－）。查血 FSH 69IU/L，E2 < 9 pg/mL，B 超示子宫前位，宫体前后径 1.5cm，长 2.1cm，宫颈前后径 1.0cm，长 2.6cm，无明显内膜回声，肌壁回声均匀，盆腔双卵巢不清。染色体为 45,X。骨龄测定 14 岁，超声心动图显示二尖瓣关闭不全，诊断 Turner 综合征。予人工周期治疗可来月经，乳房发育改善，身高增长不明显。

*17.*Turner 综合征的病因与遗传规律

Turner 综合征的病因为性染色体缺一个 X，单一的 X 染色体多数来自母亲。Turner 综合征的染色体除 45,X 外，可有多种嵌合型，如 45,X/46,XX；45,X/47, XXX；45,X/46,XX/47, XXX 等。嵌合型的表型通常不太严重，有近 40% 可在卵巢衰竭前自动进入青春期。45,X/46,XX 的患者症状最轻。身高较高，近 40% 可有自发青春期发育和月经。

临床表现决定于嵌合体中哪一种细胞系占多数。正常性染色体占多数，则异常体征较少，反之，若异常染色体占多数，则典型的异常体征亦较多（图9，图10）。

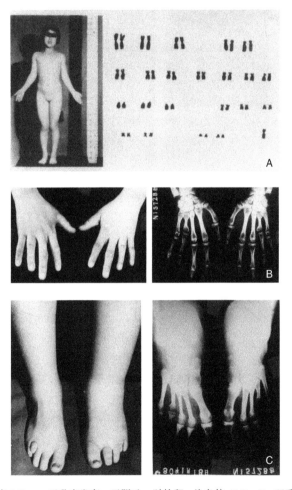

A：18岁，身高148cm，无乳房发育、无阴毛、肘外翻，染色体45,X；B：双手第4掌骨短；
C：双足第4跖骨短，左小腿水肿。

图9 Turner 综合征

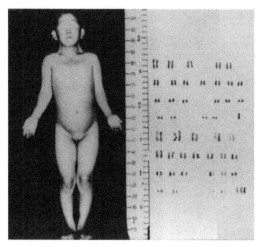

14岁，身高105cm，耳位低前旋、颈璞、肘外翻，桶状胸；染色体45,X/47，XXX。

图10 Turner 综合征

Turner 综合征亦可由 X 染色体结构异常引起，如 X 染色体长臂等臂 Xi（Xq）；短臂等臂 Xi（Xp）；长臂或短臂缺失 XXq⁻，XXp⁻；形成环形 X，r（x）或易位。Xq 等臂是最常见的结构异常，易合并自身免疫疾病和耳聋。有环形 X 的妇女常有心理异常，但少有遗传性结构异常，有约 1/3 会有自发月经。

18. Turner 综合征的发病机制

Turner 综合征主要是亲代配子形成过程中，丢失一条性染色体的结果，嵌合体是受精卵形成后有丝分裂过程中，性染色体发生不分离的结果。导致疾病的环境因素尚不明确，与父母妊娠年龄较大无关。

性染色体的缺失或嵌合不仅影响性腺与生殖道的发育，也影响 Turner 综合征的躯体异常特征。若缺少一个 X，除性腺不发育外，尚有 Turner 综合征的各种躯体异常表现。X 短臂缺失，亦有 Turner 综合征的特征，长臂缺失仅有条索性腺而少有躯体异常。身高与性腺的发育异常与长臂和短臂均有关系，正常身高长臂短臂都不可缺少，但短臂起决定作用。性腺亦如此，但长臂起主要作用。

19. Turner 综合征的临床表现

缺乏第二条 X 染色体、X 染色体部分缺乏或结构异常有 5 个关键的表现：女性表型、个矮、由于始基性腺而引起的性幼稚、不同的相关躯体异常和胚胎致死性。临床特点为身矮、生殖器与第二性征不发育和一组躯体的发育异常（其他特征，表 2）及各种异常表现的发生率（表 3）。母亲年龄似与此种发育异常无关。

表 2　Turner 综合征特点

部位	特点
表型	女性，身矮，通常不超过 150cm
智力	一般尚可，但常比同胞低；常有听力与理解力差
皮肤	多痣，容易形成瘢痕疙瘩，指甲异常
面部	典型面容，上颌骨窄，下颌骨小
眼	常有内眦赘皮，偶有上睑下垂，眼距宽
耳	大而位低、旋转和（或）畸形

续表

部位	特点
口	鲨鱼样上唇弯，下唇平直
颈	后发际低，25%～40%有颈蹼，10%～20%有主动脉狭窄。有狭窄的患者通常有颈蹼
胸	桶状或盾形，乳房不发育，乳距宽
心血管	35%有畸形，主动脉弓狭窄最多见，偶有原发性高血压
肾脏	40%有异常，如肾旋转、马蹄形肾、双肾盂、肾盂积水
肢体	肘外翻，婴儿期手与足背淋巴水肿，指甲营养不良；常见第4或5掌骨或跖骨短，第5手指短、弯曲，掌纹通关手，下肢淋巴水肿，胫骨内侧外生骨疣，手向桡侧偏斜畸形、膝外翻和脊柱侧凸
生殖系统	卵巢发育不全，内外生殖系统幼稚型，不育
骨密度	低下
X线检查	锁骨外端与骶骨翼发育不全，阔脊椎，长骨干，骨骺发育不全，第4、第5掌或趾骨短

表3 Turner综合征各种异常表现的发生率

特征	频率（%）
个矮	98
性腺衰竭	95
小颌畸形	60
肘外翻	47
后发际低	42
颈短	40
腭弓高	38
第4掌骨短	37
多痣	25

特征	频率（%）
颈蹼	25
手脚淋巴水肿	22
指甲发育不良	13
脊柱侧弯	11
马特隆畸形（手与前臂呈步枪刺刀状畸形）	7

剖腹探查可见女性内生殖器，但均小。性腺为条索状，在相当于卵巢的部位。在孕 12 周前的 45,X 胚胎有正常数量的原始卵泡，至较大胎儿时数量即减少，出生时几乎没有。临床遇到个别患者能怀孕生育，但生育寿命短，易出现卵巢早衰，可能与这些患者卵子在胚胎期消耗速度较慢有关。分析怀孕病例的染色体多为 45,X/46,XX 的嵌合。当 46,XX 细胞系占多数时，卵巢能发育而维持正常功能。少数 Turner 综合征患者 FSH 与 LH 并不升高而在正常范围，通过腹腔镜检查发现此类患者卵巢小，活体检查显示卵巢内有卵泡。Turner 综合征患者若能怀孕，流产、死产亦多。45,X 受精卵不能发育而流产者亦多，占流产中的 5.5% ～ 7.5%。

20. Turner 综合征实验室检查

染色体核型检查，包括丢失一条 X 染色体或一条 X 染色体的结构异常。最常见的染色体类型为 45,X，需有足够数量的细胞以明确是否有嵌合的存在。若属结构异常，尚需通过分带技术了解缺失或易位部分的染色体。少数 TS 核型正常，如怀疑诊断，则可复查其他组织的核型，如皮肤成纤维细胞。

性激素测定，LH 和 FSH 从 10 ～ 11 岁起显著升高，且 FSH 的升高大于 LH 的升高，多数处于绝经后水平，雌、孕激素显著下降。

21. Turner 综合征诊断与鉴别诊断

Turner 的诊断较为容易，除临床特征外，结合染色体为 45,X 或各种嵌合，或一条 X 染色体结构异常，即可诊断。但临床诊断需与垂体性侏儒；45,X/46,XY 性腺发育不全；克汀病相区别。

另有一种临床表现类似 Turner 综合征，有身矮，生殖器不发育及各种躯体的异常，但染色体为 46,XX，曾称为 XX Turner，亦称为 Noonan 综合征。二者除性染色体外，主要区别是 Noonan 综合征在青春期可有正常的性发育和受孕，为常染色体显性遗传。

22. Turner 综合征合并其他疾病

患者出现先心病、主动脉夹层（aortic dissection）、高血压、缺血性心脏病的风险增加。先心病的发生率为 23% ～ 40%，45,X 的发生率多于嵌合体，主动脉瓣、二尖瓣最常受累。8% ～ 42% 的 TS 有主动脉根部扩张，易形成夹层导致血管破裂，

45,X 更常见，妊娠会加重此危象，性激素补充治疗（hormone replacement therapy，HRT）影响不大，预防性使用 β- 阻断剂或钙拮抗剂通过控制高血压可能有帮助，应定期随诊，最少 5 年做一次超声心动图，可疑的行 MRI。TS 的高血压风险增加 3 倍，儿童发生率为 7%～17%，成年 24%～40%。20% 与肾脏疾病或主动脉狭窄有关，大多数原因不明，发病早，炔雌醇可加重高血压，天然雌激素不影响。TS 冠心病的发生风险增加一倍，其高危因素包括高血压、胰岛素抵抗和高血脂。

TS 患者胰岛素抵抗出现早，近 50% 有胰岛素抵抗（insulin resistance，IR），2 型糖尿病增加 2～4 倍，糖耐量受损更常见，达 10%～34%，高胰岛素血症出现早，儿童期即可出现，生长激素（growth hormone，GH）治疗会加重 IR，但不增加 IR，停药 6～12 个月恢复。肥胖发生增加，可加重 IR。应注意筛查，并鼓励锻炼，控制体重。

TS 易合并甲状腺功能减退症，25%～30% 有甲状腺功能减退症，普通人群则仅为 1.5%，22.2% 的 TS 有甲状腺自身抗体，其中 27% 为甲状腺功能减退症，甲状腺自身抗体疾病在 TS 随年龄增加而增加，但 10 岁前没有此特征，15 岁达峰值。46,Xi（Xq）最常见甲状腺自身抗体阳性（83%）；45,X 约 41%；其他异常占 14%。其他自身免疫性疾病的发生率也升高。建议 10 岁后 TS 每年进行甲状腺自身抗体检测，如果甲状腺自身抗体变为阳性，则不需要重复，每年随诊 TSH 即可，应及时治疗甲状腺功能减退症，以避免甲状腺功能减退症的并发症。

TS 先天性肾脏异常是普通人群的 9 倍，TS 肾脏结构异常高达 25% ～ 43%，如肾缺如、异位肾、马蹄形肾，肾盂肾炎和肾盂输尿管炎风险也增加，肾血管畸形风险增加。

TS 胃肠道疾病，如溃疡性结肠炎和 Crohn's 病（克罗恩氏病，节段性回肠炎）风险增加 2 倍以上，且起病较早，平均 16 岁（9 ～ 40 岁），程度较重，出现瘘管和败血症的风险增加。

TS 肝脏异常，如慢性肝功异常常见，肝硬化发生率是普通人群的 5 倍，原因不清，炔雌醇和 OC 可能影响 TS 的肝功，天然雌激素影响较小。

TS 大多数智力正常，语言能力正常，非语言能力常受损：如空间定向力下降、算术能力和构建能力下降、学驾驶困难、短期记忆力和集中力时间下降。45,X 比嵌合型差，雌激素治疗可改善。

TS 其他异常：中耳炎可达 68%，传导性听力障碍增加；斜视约 1/3；上睑下垂 16% ～ 29%；弱视。

23. Turner 综合征的性腺恶变

典型的 Turner 综合征患者染色体为 45,X；45,X/46,XX；45,X/47,XXX 等多种嵌合体，不含 Y 染色体，因此 TS 患者不需常规切除性腺。但近年来，国内外陆续出现了 TS 患者发生性腺肿瘤的报道，主要肿瘤类型为性腺母细胞瘤，这些患者经血液检查往往含有 Y 染色体基因片段，已报道的 Y 染色体基因片段在 TS 患者中检出率达 8% ～ 12%。这部分患者的临床处理和疾病管理与 Y 染色体成分阴性的 TS 患者不同，需要手术治疗。

Y 染色体与 DSD 患者性腺肿瘤发生是近年研究热点。Y 染色体上存在性腺肿瘤发生的相关基因位点——Y 染色体性腺母细胞瘤位点（gonadoblastoma locus on the Y chromosome，*GBY*），是 DSD 患者性腺肿瘤发生的使动因素，在男性睾丸中发挥正常作用，使性腺正常发育，但在未分化的性腺中发挥致瘤作用。Y 染色体编码的睾丸特异蛋白（testis-specific protein Y-encoded，TSPY）基因是现在认定的位于 Y 染色体的 *GBY* 候选基因，该基因使性腺组织中 TSPY 表达，TSPY 在男性生殖干细胞增殖分化中发挥正常作用，但在性腺母细胞瘤、睾丸原位癌和精原细胞瘤中可见 TSPY 表达明显升高，其异位表达可能为性腺肿瘤发生的重要原因，考虑可能在细胞增殖分化、细胞周期的调控复制过程中产生作用，从而导致肿瘤的发生。TS 患者若检测出 Y 染色体成分，提示性腺有发生肿瘤的风险。

目前的临床实践中，并不对 TS 患者常规筛查 Y 染色体基因片段。只有在 TS 患者有男性化表现（性母细胞瘤或无性细胞瘤患者雄激素可能升高）或染色体核型分析见到不能明确的标记染色体时，考虑检测 Y 染色体片段。但是研究已证明在 45,X 且无雄性化表现的 TS 患者中亦检测到 Y 染色体基因片段，检出率达 9.3%。结合 DSD 患者 Y 染色体与性腺肿瘤的密切相关性，因此，临床上是否常规对 TS 患者行 Y 染色体基因片段筛查（*SRY* 基因检测）尚有争议，如检测阳性者行手术切除双侧性腺，预防肿瘤发生，从而对患者疾病能够更好地管理和随访，但需考虑所有患者检测的卫生经济学，尚有待进一步研究，但需关注 TS 患者不符合常规的一些改变，保持警惕性。

24.【病例：Turner 综合征的性腺恶变】

患者因"身高低于同龄儿"10 岁初诊，外表及社会性别均为女性，智力无异常。查体：身高 124.2cm，全身检查见面部多痣、内眦赘皮、眼距宽、腭弓稍高、轻度颈蹼、肘外翻、后发际低，乳房发育 Tanner I 级，阴毛发育 Tanner I 级，外阴幼稚，尿道口与阴道口可见，B 超示小子宫。甲状腺功能、心电图及超声心动检查正常。我院查染色体示 45,X，诊断 TS。生长激素治疗 8 年，17 岁时身高 155cm，停生长激素，改予以周期性雌孕激素替代治疗，能按时来月经，定期随诊。

23 岁定期复查时盆腔超声发现右附件区 1.7cm×1.8cm 中高回声包块，肿瘤标志物（CA125、CA199、AFP、CEA）正常范围。观察 6 个月复查 B 超示右附件区包块增大至 4.3 cm×3.9cm，内见散在强回声光点，可见血流信号。乳酸脱氢酶（lactate dehydrogenase，LDH）253 U/L 轻度升高。FSH 71.9mIU/mL，E2 18.7 pg/mL。遂行腹腔镜双侧附件切除术，术中探查见右侧性腺实性肿物已增大至直径约 7cm，左侧性腺呈条索状，子宫大小及外观正常。切除双侧附件，右侧性腺实性肿物切面呈白色细腻鱼肉样，少许黏液。病理示无性细胞瘤，免疫组化 AE1/AE3（+），AFP（−），CD177（+），CD34（血管+），EMA（−），GFAP（−），HCG（−），Ki-67 index 40%，PLAP（+），Vimentin（+），p53（−）。术后予以 PEB（顺铂＋依托泊苷＋博来霉素）方案化疗 3 程，监测 LDH 与 β-HCG 均正常。

术后再次复查染色体核型分析，仍示 45,X，但基因检测示 *SRY*（+），*AZF*（+）。

患者化疗结束后继续予以周期性雌孕激素替代治疗（戊酸雌二醇 2mg/d＋后半期地屈孕酮 10mg/d，共 14 天）和钙剂补充，维持第二性征发育，建立月经周期，防治骨质疏松症及维持心血管系统健康。每年检测肝肾功能、乳腺、盆腔超声和骨密度以评估激素治疗效果。术后监测肿瘤标志物至今无复发迹象。

25. Turner 综合征的治疗目标

TS 治疗目的是促进身高、刺激乳房与生殖器发育，维持女性第二性征。对有生育可能的辅助生殖，自己无生育可能的维持正常性生活，必要时赠卵进行试管婴儿（in-vitro fertilization，IVF），预防长期性激素缺乏可能导致的相关并发症，预防骨质疏松症。

26. 生长激素治疗 Turner 综合征身高过矮

Turner 患者最终身高一般与同龄人相差约20cm，见于所有 45,X；96% 的嵌合体和 X 结构异常者。未治疗者的最终身高，白种人妇女为 143 ～ 147 cm，亚洲人中平均 142cm（图 11）。目前研究发现，尽管 Turner 患者早期平均身高低于同龄儿，但最终身高的差异主要来源于青春期的生长突增过程，未治疗的 Turner 患者缺乏此过程（图 12），因此最终身高不满意。重要的是对所有无法解释的个矮女孩，尤其是一些不太明显的性腺发育不全、TS 综合征异常特征的患者要进行核型检查。但目前对促进身高的治疗方法仍有争议。

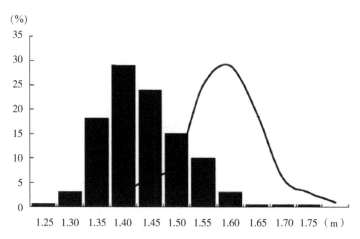

图 11 Turner 患者平均身高分布，曲线为正常女性身高分布曲线

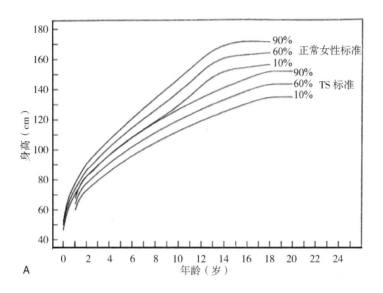

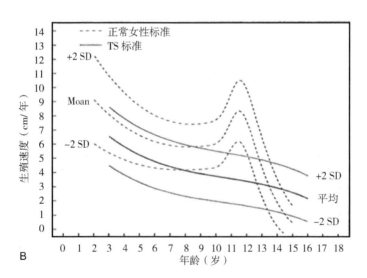

A：平均身高曲线变化图，上方曲线为正常女性身高分布，下方曲线为 Turner 患者身高分布；B：平均身高生长速度曲线变化图，虚线为正常女性身高分布，实线为 Turner 患者身高分布，TS 患者缺乏青春期的身高突增过程。

图 12　未治疗的 Turner 患者与正常女性的身高比较

目前人生长激素（human growth hormone，hGH）治疗 Turner 较为热门。实际上 Turner 的个矮与生长激素、胰岛素样生长因子、甲状腺激素或肾上腺激素的缺乏关系不大，但是给予药物剂量的生物合成 hGH 可增加生长速度并增加平均 5～10cm 的最终身高。反应的差异似乎与开始治疗的实际年龄、治疗持续的时间、应用生长激素的剂量和频率、父母的身高等有关。常规剂量（每周 0.375mg/kg，分 6 或 7 次给）可根据患者的反应进行调整，个体化生长激素剂量非常重要，完成治疗的患者平均身高为 151.7cm，超过预计身高，同期对照的净平均增高 9cm。

长期的研究显示，当单独的生长激素治疗开始足够早时，大多数女孩会从中受益，一些会达到正常的最终身高。最终身高达到 150cm，现在是一个现实的目标。身高在生长曲线上低于正常女孩的 -2.0SD，尤其是那些生长速度低于 5cm/ 年的患者，应考虑给予生长激素治疗。与患者和其父母讨论生长激素治疗时应谨慎，包括治疗效果和不良反应。缺点为价格昂贵，并需注射治疗，治疗的依从性较差。

27. 性激素治疗 Turner 综合征身高过矮

单用雄激素：用雄激素促进身高，应在 8 岁后用，一般在 11 岁左右骨骺闭合前用。促进身高，剂量小时效果不明显，剂量大时虽有效，但不良反应大，主要为男性化和糖耐量受损等；可用苯丙酸诺龙 25mg 肌内注射，每 2 周 1 次，3～6 个月，停药

6 个月，骨骺未闭合可重复治疗。

单用雌激素：容易引起生长板的早期闭合，从而限制骨的生长，抑制生长潜能。雌激素的应用时间非常关键，一般 12 岁之前不用，最好在 15 岁后用。

雌激素＋雄激素：骨的形成需雌激素、雄激素的两种作用。近年来试用含有雌、孕、雄三种激素作用的药物替勃龙（Tibolone，Livial，利维爱），利用其雌、雄激素的作用治疗 Turner 综合征患者，取得肯定的身高增长。初步的结果显示，利维爱治疗 3 个月后的身高平均增长（2.2±1.4）cm；治疗 24 ～ 36 个月后的身高平均增长（9.6±2.7）cm，最终身高亦较满意。可从 9 ～ 11 岁开始用药，起始剂量要小，隔日或每日 1.25mg（半片），并随年龄增加而逐渐加量，定期复查骨龄。由于口服方便，是一种有价值的廉价治疗方法。

28. 促进 Turner 综合征患者的乳房与生殖器发育

用雌激素刺激乳房和生殖器发育效果良好，但需长期使用。一般先促进身高，骨骺闭合后再用雌激素刺激乳房和生殖器发育。治疗时可使用补佳乐 1 ～ 2mg/d，或可适当增加剂量促使乳房发育。对有子宫的 TS 患者应采用雌孕激素周期疗法，能来月经。剂量可根据患者的反应进行调整，考虑患者需终生用药，需定期复查。

29.Turner 综合征患者的骨问题

Turner 综合征患者面部常见下颌过小（microgathia），眼外角下垂和内眦赘皮，腭弓高、耳位低。有不成比例的短腿和异常的上 / 下肢比例异常，也常出现盾状胸、乳距宽，颈椎发育不全与个矮和颈短有关。约10%有脊柱侧弯，可能合并有椎体异常；近一半患者有肘外翻和尺骨头发育异常，胫骨内侧和股骨髁发育异常导致膝外翻。此外常有第 4 掌骨或跖骨短，腕部枪刺样畸形（Madelug 畸形），桡骨背侧弯和远端尺骨的半脱位，X 光片可见骨量减少，骨质疏松。

正常女性骨量在儿童期逐步增加，在 20 岁达到平台期后达峰值，骨峰值对最终的骨健康很重要，TS 患者的峰值骨量下降约25%。青春期前的 TS 女孩与同龄和同骨龄的骨密度相比显著下降，但与同高度的对照组相比，骨密度是正常的，提示 TS 患者身高较矮可能是由于骨骼成熟延迟所致。骨折的发生率是正常女性的 3 倍。骨密度在纠正身高和骨成熟后仍然偏低，成年 TS 患者仍有骨量下降的表现，且骨折的风险增加。有研究报告 TS 患者的骨折频率为45%，其他原因导致的原发闭经妇女的骨折率为 33%，远高于对照组。也有研究报告 TS 的骨折率为 16%，而对照组为 5%。还有研究报告 TS 妇女出现骨质疏松的风险增加 10 倍，骨折风险增加 2 倍。

30. Turner 综合征患者的生育问题

对 TS 患者的生育诊断，具有生育希望的患者特征：染色体多为 45,X/46,XX 嵌合型，正常细胞系占多数；垂体促性腺激素水平无明显升高；小卵巢，可能有自动月经。但对无卵子的患者，可通过供卵、体外受精而怀孕。但 TS 患者子宫发育欠佳，孕期应定期检查，预防产间大出血。

31. Turner 综合征患者需长期激素替代治疗，并需长期随诊观察是否可纠正骨质疏松

有研究发现，TS 患者出现骨质疏松的概率是普通人群的 10 倍，骨折风险增加 2 倍。GH 治疗 1 年以上可改善骨密度，但仍低于正常值。早期雌激素治疗也可改善，但不能使骨密度正常。研究发现在 12 岁前开始雌激素治疗好于 12 岁后才开始治疗的骨密度。雌激素加 GH 治疗可获得更好的骨量。青春期后，雌激素替代治疗对于维持峰值骨量是最重要的因素。TS 患者的骨密度低于同龄对照组，使用 HRT 可改善骨密度。TS 患者的骨密度和骨折风险与其他原发闭经的妇女类似，提示雌激素缺乏在骨量减少中的重要作用。雌激素治疗可改善但不能使骨量正常，提示有内在的骨缺陷，骨量下降可能是雌激素缺乏和内在骨缺陷的综合效应。但目前尚未发现嵌合型与 45,X 单倍体的骨密度有差别，原因尚不清楚，给予最佳的、个体化的雌激素替代疗法（ERT）

方案和生活方式建议，包括日常锻炼、举重和钙摄入可增加 TS 的骨量。所有 TS 妇女应测定、监测骨密度结果，并定期复查，二磷酸盐的作用尚不清楚。

32. Turner 综合征的产前诊断

由于仅 0.2% 的 45,X 胎儿达足月，其余的均在孕 10 ～ 15 周死亡，并且 Turner 综合征多无家族史，因此对 TS 患者的诊断主要是通过绒毛活检或羊水穿刺做染色体核型检查偶然发现，近年来，通过无创产前诊断（NIPT）也可在孕 10 周后发现 X 染色体的缺失，对诊断明确的胎儿可采用人工流产的方法避免患儿的出生。

33. XO/XY 性腺发育不全

XO/XY 性腺发育不全的患者染色体为 45,X/46,XY。最初发现此类患者的性腺一侧为发育不全的睾丸，另一侧为条索状性腺，故又称为混合型性腺发育不全（mixed gonadal dysgenesis）。临床特征有 Turner 综合征的表现，部分患者可有阴蒂增大（图 13）。

大量病例研究发现此类患者性腺特征多样，可以是双侧发育不全的睾丸或卵巢、一侧发育不全的睾丸或卵巢与一侧条索状性腺。不少病例仅有一种性腺，因而用混合型性腺发育不全似不恰当，此类患者唯一的共同点是染色体为 45,X/46,XY，因而命名

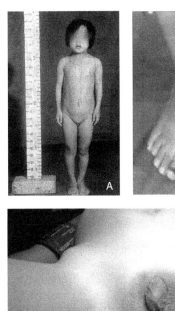
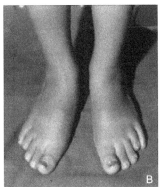
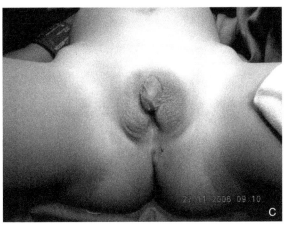

A：个矮，阴蒂增大；B：第 4 跖骨短；C：阴蒂增大。
图 13　XO/XY 性腺发育不全

为 XO/XY 性腺发育不全，更符合其临床特征。个别卵巢病理可
有原始卵泡，保留卵巢对此类患者亦十分重要，但手术中如何鉴
别尚无好办法，建议在术前复查性激素，如反复 FSH ＞ 40IU/L，
考虑性腺功能衰竭，术中全切则无顾虑，否则，术前与患者及家
属共同商定手术方案。条索状性腺病理检查或染色体检查尚难于
区分是发育不全的卵巢或睾丸。

34.XO/XY 性腺发育不全的临床特征

内外生殖器的发育决定于性腺的发育程度。性腺不发育侧的副中肾管系统发育；有一定功能的睾丸侧中肾管将发育。若睾丸发育不全，该侧可有部分中肾管与副中肾管两个系统的内生殖器。

外生殖器的发育主要根据所分泌的睾酮水平，睾酮不足时将出现外生殖器模糊。据北京协和医院的资料显示，此类患者25%表现为女性外阴，59%表现为外生殖器模糊，16%表现为正常男性外生殖器。成年后男性化的程度决定于睾丸内 Leydig 细胞的多少和分泌的睾酮水平。

临床诊断时需注意：①血中没有 45,X/46,XY 嵌合存在，尚不能排除其他组织中存在嵌合体，可能需做多种组织染色体检查。②血中 45,X/46,XY 细胞之比不反映其他组织中这些细胞的比例。③存在 45,X 嵌合体、诊断不明确时，应检测 SRY，当 SRY 阳性时，按 45,X/46,XY 诊断与处理。

35.【病例：XO/XY 性腺发育不全】

17岁，学生，社会性别女，因身材矮小，发现染色体异常4年就诊。足月顺产出生，出生时婴儿体重2600克。出生后女性外阴，按女孩抚养，自幼身体健康，不易患病，学习成绩不好，喜欢跟女孩玩。2004年因孩子身材矮小131cm，来我院内分泌科检查。性染色体检查示 45,XO（80%）/46,XY（20%）。盆超检查提示：子宫、卵巢未显示。性激素检查：FSH 160.6 mIU/mL，LH 11.3mIU/mL，E2 56.25 pmol/L，T 1.0 nmol/L。骨龄相当于实际年龄。甲状腺功能检查提示：甲状腺功能下降，FT3 3.66pg/mL，FT4 1.32ng/dL，TSH 4.50μIU/mL，予以雷替斯口服 3 个月，之后复查甲状腺功能正常。自 2005 年 8 月至 2008 年 1 月每天皮下注射生长激素，身高现为 158cm。2006 年 FSH 97.1 mIU/mL，LH 13.4 mIU/mL，E2 46.49 pmol/L，T 1.7 nmol/L，2 年前阴毛长出少许，无腋毛及乳腺发育，无月经来潮。现要求手术切除性腺转入妇产科。查阴毛稀少，幼稚女性型，阴蒂略肥大，可见阴道口及尿道口。肛诊：可及始基子宫，双附件区未及包块。诊断：XO/XY 性腺发育不全。全麻下行腹腔镜检查，术中见子宫大小 1.5 cm×1.5 cm×0.7 cm，双侧性腺均小，呈条索状，1 cm×0.3 cm×0.3cm，双侧卵管未见异常。行双侧附件切除术，术后病理报双侧条索样组织（图 14），未见卵泡及生精小管，符合性腺

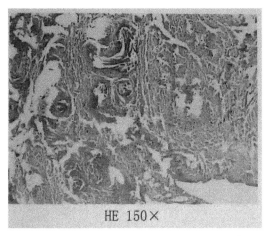

HE 150×

双侧条索样组织，未见卵泡及生精小管，符合性腺发育不良。

图 14 切除的性腺组织病理（HE 150×）（彩图见彩插 2）

发育不良，输卵管结构完整。术后予口服雌激素促进第二性征发育。

36. XO/XY 性腺发育不全的治疗

凡有 Y 染色体而性腺发育不全者，性腺发生肿瘤的可能性较大。我们的资料显示，XO/XY 性腺发育不全者肿瘤的发生率为 8.47%，一旦出现肿瘤，肿瘤的恶变率较高，达 60%。此类患者易发性母细胞瘤，有时可合并生殖细胞瘤、内胚窦瘤、绒癌等恶性肿瘤。性母细胞瘤本身恶性程度低，转移少，但有时检测已成较大肿瘤，约 1/5 在条索状性腺切片检查时已发现有肿瘤，有时为双侧性。为预防肿瘤，若按女性生活，预防青春期后出现男性化，应在青春期前切除发育不全睾丸。

对有 XO/XY 性腺发育不全患者的母亲再次怀孕时，应进行产前诊断，对染色体正常的胎儿可保留，对染色体异常的胎儿可实行流产。

37. Noonan 综合征

Noonan 综合征（Noonan Syndrome，NS）1968 年由 Noonan 正式提出，是一种以特殊面容、身材矮小、智力发育障碍并伴先天性心脏病、骨骼发育异常、出血倾向、淋巴管发育不良为特征的多发性先天畸形，其在新生儿中发病率 1/2 000 ～ 1/1 500。大部分患者往往因为青春期第二性征不发育、月经不来潮等现象到妇产科门诊就诊，患者多表现为特殊面容、身材矮小、青春期原发性闭经、第二性征不发育等，因其与 Turner 综合征有类似表现而容易混淆。

38. 【病例：Noonan 综合征】

16 岁，女性，13 岁乳房开始自动发育，初诊身高 131cm，学习成绩中等，检查见面部多痣，腭弓高，乳房发育 Tanner V 级，无腋毛，肘外翻，外阴幼稚，无阴毛，见尿道口与阴道口（图 15），肛查可扪及小子宫。父母均非近亲结婚，父母身高、外貌、智力、体格均正常，无遗传性家族病史，母亲孕期无服药史。外周血淋巴细胞染色体核型为 46,XX，促甲状腺激素（TSH）轻度升高；超声可探及小子宫 3.4 cm×2.6 cm×2.0cm，内膜 0.3cm；小卵巢，左侧 1.8 cm×1.2cm，右侧 1.9 cm×0.8cm。骨龄与实际年龄基本相符，骨密度正常。性激素测定，FSH 12.9mIU/mL，LH 8.0mIU/mL，E2 51.08pg/mL。用人工周期可来月经。曾予生长激素（GH）治疗 3 个月，剂量为 0.066mg/kg 每天皮下注射，身高增长 1cm，以后一直使用克龄蒙、芬吗通等行雌孕激素序贯治疗。随访至 24 岁最终身高 132.8cm，第二性征均有发育，乳房发育达 Tanner V 级，阴毛、腋毛无明显生长。患者已结婚，未生育。

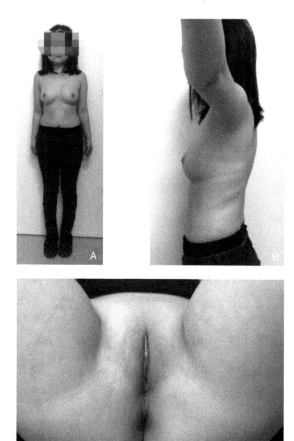

A：身材比例对称，乳房发育Ⅴ级，个矮，131cm；B：乳房发育，无腋毛；C：女性外阴，发育幼稚。

图 15　Noonan 综合征患者（彩图见彩插 3）

39.Noonan 综合征的临床特征

NS 的临床特点为男女性均可罹患，主要见于男性，女性中也有。病变可累及多系统，临床表现有类似 Turner 综合征的特征，包括特殊面容，如面部多痣、上睑下垂、眼距宽、耳郭低位、腭弓高、颈短、颈蹼、后发际低等；骨骼异常，盾胸、肘外翻、脊柱侧弯等；身材矮小。NS 患者多合并生殖器发育不良，女性可表现为卵巢发育不良，男性可有隐睾；智力轻至中度低下，或基本正常；大多数合并先天性心脏病，以右心系统为重，多见肺动脉瓣狭窄或发育不良，以及肥厚性心肌病。1/3 的患者可因凝血因子或血小板缺乏有出血倾向。特殊面容在出生时可不明显，儿童期表现显著，成年后可能又不再明显。

10% 的 NS 患者存在低频波段听力受损，25% 的患者存在高频波段听力障碍。95% 的 NS 患者可有斜视、弱势、屈光不正、白内障、眼球震颤等 1 种或几种表现。有家族遗传性的，由于男性患者多有隐睾而无生育能力，因此由母亲向子代传递较为多见。身材矮小是 NS 的主要表型之一，83% 的患儿身高低于第 3 个百分点，并影响他们的最终身高。

有青春发育延迟表现：35% 的男性 NS 患者在 13.5 岁以后进入青春期，44% 的女性 NS 患者在 13 岁以后进入青春期。青春期女性患者大多因原发闭经、第二性征不发育来妇产科就诊，一般检查可见患者乳房多不发育，阴毛、腋毛无或稀少，内外生殖器发育幼稚，有输卵管、子宫与阴道。采用人工周期治疗后可来月经，促进乳房发育。

辅助检查：B 超可见子宫、卵巢小，有时可见卵巢内有卵泡；性激素水平测定 FSH、LH 及 E2 显著降低或基本正常，与

Turner 综合征不同；骨密度多下降，骨龄多低于实际年龄；可合并甲状腺功能减退，TSH 升高；血染色体核型检查正常，为 46,XX 或 46,XY。根据典型的临床表现及辅助检查，NS 诊断基本可成立。

40. Noonan 综合征的病因和发病机制

NS 是一种临床表现多样的遗传综合征，又称先天性侏儒痴呆综合征或翼状颈综合征，家族性病例占所报道病例的 30%，表现为常染色体显性遗传，其余大多数病例属于散发类型。其发病机制与大鼠肉瘤蛋白 / 丝裂原活化的蛋白激酶（RAS/MAPK）信号通路相关基因突变，导致该通路异常激活有关。细胞因子、生长因子等配体与细胞表面相应受体结合后，使生长因子受体结合蛋白 2（GRB2）募集，与鸟苷酸交换因子（SOS），蛋白酪氨酸磷酸酶非受体型 11（PTPN11）形成复合体，活化 RAS 蛋白，通过一系列磷酸化反应引起快速生长的纤维肉瘤蛋白 - 分裂原活化抑制剂 - 蛋白激酶（RAF-MEK-ERK）级联效应。然后，ERK 进入细胞核内调节基因转录，从而对刺激做出适宜的短期或长期反应，在细胞生长、增殖、分化、存活及凋亡中扮演关键的角色。近 50% 的 NS 为 12 号染色体（12q24.1）上 *PTPN11* 基因发生错义突变，导致非受体蛋白酪氨酸磷酸酶自体磷酸化而获得自身功能所致。除 *PTPN11* 基因外，还有其他致病基因亦可导致 NS 发生，包括柯尔斯顿鼠肉瘤病毒癌基因同系物（*KRAS*）（＜ 5%）、

交换因子同系物 1（*SOS1*）（10%～13%）、*RAF1*（3%～17%）
及原癌基因丝氨酸苏氨酸激酶（*BRAF*）基因，显示该病有较高
的遗传异质性。

41. Noonan 综合征与 Turner 综合征的鉴别诊断

NS 与 Turner 综合征、耳聋综合征、心脸皮肤综合征、科斯
特罗（Cestello）综合征、Aarskog 综合征的症状和体征有相似部
分，如面部雀斑、心电图异常、眼距过宽、肺动脉瓣狭窄、外生
殖器异常、生长迟缓，故需进行鉴别。

Turner 综合征临床较常见，后几种则相对罕见。虽然 NS 与
Turner 综合征有许多相似之处，如都有类似的特殊面容，骨骼异
常，身材矮小；B 超检查可见子宫、卵巢小；骨密度低下，骨龄
低于实际年龄；常合并甲状腺功能减退症等。但 Turner 综合征一
般无家族史，多为散发病例；患者一般智力正常；绝大多数性腺
发育不全，卵巢内无卵泡，FSH、LH 明显升高，达到绝经后妇
女水平，E2 则显著降低；心血管畸形以左心系统为主，多见主
动脉瓣狭窄和主动脉缩窄。而 NS 大多数为常染色体显性遗传，
有家族史；部分 NS 患者青春期可有正常的性发育，卵巢内可见
卵泡。另外，染色体核型检查亦有助于鉴别，NS 往往核型正常，
为 46,XX 或 46,XY；Turner 综合征则往往表现为不同类型的异
常染色体核型，包括数量异常或 X 染色体结构异常，如 45,X；
45,X/46,XX；46,X，r（x）等，以 45,X 核型最为常见。

42. Noonan 综合征治疗

临床上对于 NS 的治疗原则：一旦确诊 NS 即进行智力、视力、听力、生长发育及心脏等多系统的评估，并予智力训练、GH 治疗及先天性心脏病的外科治疗等，往往需要多科协作。NS 的治疗目标是治疗先天性畸形，改善最终身高，促进第二性征发育，建立规律月经及减少各种并发症的发生，为未来生育做准备。

对于确诊 NS 的患者，可先进行骨龄检测，对于骨骺未闭合、骨龄明显低于实际年龄的患者，可予 GH、替勃龙等治疗，与 Turner 综合征治疗相同。但 NS 患者大多数不需要性激素补充治疗。NS 合并的心血管畸形严重程度直接决定患者预后情况。未合并严重心血管畸形的 NS 患者，寿命一般可与正常人相似；如发现合并严重的心血管畸形患者，应积极进行手术或介入治疗，以改善患者的生活质量，延长寿命。大概 2/3 的脊柱畸形需手术矫正。10% 的 NS 患者伴肾脏畸形，一般不需要治疗。考虑到 NS 患者往往有出血倾向，因此在进行有创治疗操作前需请血液科医生会诊，以使出血风险降至最低。

43. 有女性化表现的克氏综合征

克氏综合征（又称曲细精管发育不良，Klinefelter syndrome）是原发性性腺功能低下和男性不育的常见原因。由 Klinefelter 命名的这一综合征通常表现为青春期的男子女性化乳房发育，有不同程度的雄激素缺陷、睾丸小（长度＜3cm，通常＜1.5cm）而萎缩、曲细精管透明样改变、间质细胞聚集、无精子发生、血浆促性腺激素升高，尤其是血浆 FSH 升高。

克氏综合征是一种男性染色体数目异常的性发育异常，典型的核型为 47，XXY，亦可有嵌合，性腺为发育不良的睾丸。发生率为 1/1 000 ～ 1/600 男婴。散发，常见于高龄母亲；父母任一方第一次或第二次减数分裂的不分离（母方 67%，父方 33%）；或有丝分裂不分离导致染色体为 47，XXY。

克氏综合征临床特点为身材偏高，四肢长，睾丸小而硬，曲细精管退化而呈玻璃样变，无生精现象。寿命明显短于正常男性。一部分患者（约 1/4）有智力低下，一些患者还有精神异常及患精神分裂症倾向。此类患者幼年时尿道下裂，青春期后睾丸、阴茎与第二性征不发育，部分因乳房发育或肥胖而就诊（图 16）。有女性化表现，如无胡须，体毛少，阴毛分布如女性，阴茎龟头小等，约 25% 的患者有乳房发育。患者有正常分化的男性外生殖器，有正常的中肾管，缺乏副中肾管，睾酮水平低下，LH 和 FSH 显著升高，提示 Leydig 细胞对促性腺激素反应不足或 Leydig 细胞数量不足。男子乳房发育是由于导管周围纤维组织数量的增加而非自然的导管增生所致，此类患者主要在内分泌科或泌尿科就诊，个别会到妇产科就诊。

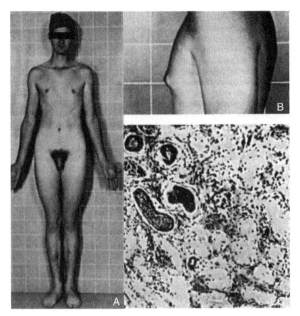

A：男性体型，个高，男性外生殖器；B：乳房轻度发育；C：睾丸活检，显微镜下显示曲细精管
退化而呈玻璃样变，无生精现象。

图 16　克氏综合征患者

本症的治疗现阶段均予睾酮补充治疗，以促进患者的男性化，促进与维持性欲，维持正常的性功能，改善精神状态，从而提高患者的生活质量。对轻症、睾丸发育龄尚可者，可用绒毛膜促性腺激素（HCG）肌内注射，以促进睾丸的发育，但效果不理想。

44. 【病例：少见的按女性生活的克氏综合征】

15 岁，社会性别女，患者系母亲第二胎足月剖宫产，孕期无异常服药史。出生时为女性外阴，平时蹲位排尿，自幼按女孩抚养。自幼较同龄人偏高，智力正常，爱好篮球运动，学习成绩中等。11 岁开始出现阴毛、腋毛生长，至今没有明显身高突增，12 岁开始出现阴蒂逐渐增大，轻度乳房发育、无月经，无周期性腹痛，嗅觉正常。2018 年 2 次复查染色体 47,XXY。多次盆超提示盆腔内未探子宫、双侧卵巢。2018 年 10 月就诊我院，查性激素：FSH 44.01IU/L，E2 90.06pg/mL，P 1.30ng/mL，T 2.45ng/mL，LH 15.34IU/L，PRL 7.79ng/mL。2019 年 1 月复查性激素：FSH 56.34IU/L，E2 23.05pg/mL，P 0.12ng/mL，T 0.24ng/mL，LH 19.17IU/L，PRL 8.58ng/mL，DS 218.1μg/dL。查体：身高 169cm，体重 72kg，肤色偏深，皮肤无多痣，颈粗，颈部可见黑棘皮征，未见颈蹼，喉结不明显，乳房 Tanner II 级，乳头、乳晕发育差，有腋毛，脐下有长毛，阴毛呈男性分布，大阴唇发育好，小阴唇幼稚女性型，阴蒂增大 2.5cm×5cm×2.5cm（图 17），为行手术治疗入院。腹腔镜下见盆腔空虚，无子宫，未见性腺样

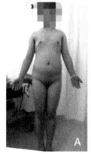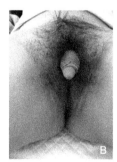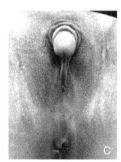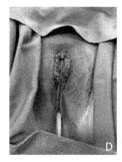

A：15 岁，女性表型，乳房发育 Tanner II 级；B：外生殖器，阴蒂增大（如小阴茎），阴毛密；C：术前剃掉阴毛后的外生殖器，阴蒂明显增大，尿道口被升高的后联合遮掩；D：整形后的外阴。

图 17　克氏综合征患者（彩图见彩插 4）

组织，从双侧腹股沟内牵出发育较差的睾丸组织，切除送病理，报发育不全睾丸。行保留血管神经的阴蒂整形术。术后补充雌激素，长期随诊治疗。

45. 过多X染色体导致的是"超雌"而非"超女"

女性有2个以上的X染色体时，称为超雌（super-female）而非超女（super girl），后者是发育正常的美丽女孩儿。超雌发生的原因是正常或异常的卵母细胞或精母细胞在第二次减数分裂中发生不分离。多X的特点为智力低下，X越多，智力低下程度越严重，临床常误诊为先天愚型。常见的染色体为47，XXX，可有智力低下、乳房和外生殖器发育差（图18）、促性腺激素水平高、剖腹探查见卵巢萎缩。相关报道此类病例有正常月经，也

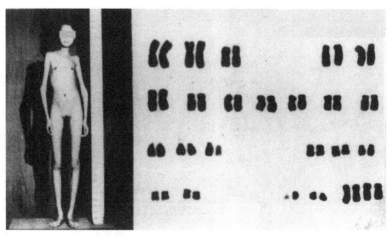

18岁，身高169cm，月经正常，乳房发育差，染色体核型48，XXXX。

图18 超雌患者

有继发闭经或早绝经。曾报道有 11 例 XXX 女性生产 31 次，约半数进行了染色体检查，未发现有 XXX 的后代。超雌的患者怀孕时，应进行产前检查和诊断，对染色体正常的胎儿可保留，对染色体异常的胎儿可实行流产。

性腺发育异常导致的性发育异常

46. 性腺发育异常

性腺发育异常导致的性发育异常，其性染色体检查正常，但由于某些因素的影响，性腺在胚胎不同时期发生不同程度的发育不全或退化，造成性发育异常。卵巢发育不全内外生殖器仍为女性；睾丸发育不全或退化将涉及男性内外生殖器的发育，外生殖器可以从完全女性到男性尿道下裂各种不同程度的发育异常。此类性腺发育异常中以单纯性腺发育不全为最多见，可分为46,XX与46,XY单纯性腺发育不全，其中又以前者为最多见。这两类性腺发育不全临床表现极为相似，唯一重要区别是性染色体不同，因而处理亦完全不同。

47. 【病例：46,XY 单纯性腺发育不全】

18岁，社会性别女性，因无月经来潮，无乳房发育就诊。

出生后女性外阴，身体发育及智力与同龄人相符，2 年前因无月经来潮，无乳房发育外院就诊（图 19A），查染色体为 46,XY；盆腔超声提示始基子宫 2.8 cm × 2.5 cm × 1.2cm，盆腔未见卵巢，盆腔及腹股沟未见睾丸样组织；血性激素：FSH 83.15mIU/mL，LH 14.3mIU/mL，PRL14.97ng/mL，E2 7pg/mL，T 0.35ng/mL。我院复查血性激素：FSH 61.4mIU/mL，LH 18.52mIU/mL，E2 7.3pg/mL。考虑 46,XY 性腺发育不全。否认家族性遗传病及传染病史。查体：身高 166cm，体重 55kg。双乳 I 级，乳周无长毛，女性外阴，无阴毛，可见尿道口与阴道口分开，肛诊盆腔空虚，未及子宫。在全麻下行"腹腔镜双侧性腺切除术"。术中见子宫形态好，略小，双侧圆韧带细长，双侧输卵管形态好，走行好，细长。双侧性腺条索样，扁长，左侧 3.0 cm × 0.5 cm × 0.2cm，右侧 2.5 cm × 0.5 cm × 0.2 cm（图 19B）。切除双侧输卵管与条索状性腺。病理证实为条索状性腺，其分子生物学检测见图 19C、图 19D、图 19E、表 4。

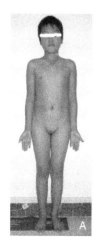
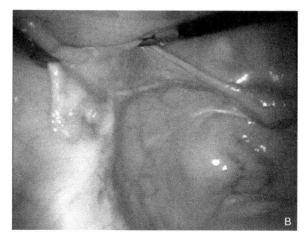

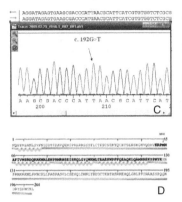 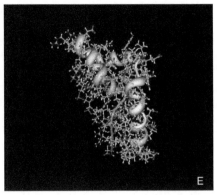

A：18岁，乳房未发育，无腋毛、阴毛，双臂长，用人工周期可以来月经；B：腹腔镜下见小子宫，正常的左侧输卵管，下方白色的条索状物为不发育的条索状性腺；C：46,XY单纯性腺发育不全患者的 *SRY* 基因测序结果（正反验证），突变位点：192G＞T，ATG64ATT、Met64Ile 与 HGMD 中的突变稍有差异；D：二级结构：该突变位于 box 内，粗体字表 HMG box；E：HMG box 的 3D 结构及该突变在结构中的位置。

图 19　46,XY 单纯性腺发育不全（彩图见彩插 5）

表 4　*SRY* 基因测序结果（正反验证）

CM981860	ATG-AGG	Met-Arg	64	Gonadal dysgenesis	Scherer (1998) Cytogenet Cell Genet 80, 188
CM930695	ATGa-ATA	Met-Ile	64	Gonadal dysgenesis	Berta (1990) Nature 348, 448

注：突变位点：192G＞T，ATG64ATT，Met64Ile。

48. 46,XY 单纯性腺发育不全临床表现

1955 年 Swyer 首先描述了 46,XY 单纯性腺发育不全（46,XY pure gonadal dysgenesis），故亦称为 Swyer's syndrome。在胚胎早期睾丸不发育，未分泌睾酮和 MIS，因此中肾管缺乏睾酮刺激，

未能向男性发育，副中肾管未被 MIS 抑制而发育为输卵管、子宫与阴道上段，外生殖器未受雄激素影响而发育为女性外阴。

46,XY 单纯性腺发育不全的临床特点为正常的女性内外生殖器官，双侧性腺呈条索状，染色体为 46,XY。个别患者可有阴蒂肥大，称为部分型性腺发育不全（partial gonadal dysgenesis）。此类患者出生后均按女性生活，常因青春期乳房不发育或原发闭经而就诊。患者的生长和智力正常，但部分患者体型类似去睾者，上肢长，指距大于身高 5cm 以上。原发闭经，青春期无女性第二性征的发育，阴毛、腋毛无或稀少，乳房不发育。内外生殖器发育幼稚，有输卵管、子宫与阴道。用雌孕激素人工周期治疗可来月经。

49. 46,XY 单纯性腺发育不全实验室检查特征

性染色体为 46,XY，成年后的血清促性腺激素水平升高，雌激素水平低下。睾酮水平低于男性，但可能高于正常女性，其原因可能是由于升高的 LH 刺激条索状性腺的门细胞产生雄烯二酮所致，也可能是不发育性腺出现分泌雄激素肿瘤所致，因而需警惕，尽早手术切除。由于自幼缺乏性激素，此类患者的骨密度显著低于正常。此类患者的双侧条索状性腺组织学上表现为纤维性结缔组织，有时类似于波状的卵巢样间质，但无卵泡。

目前临床研究认为，46,XY 单纯性腺发育不全的主要病因是

由于 *SRY* 基因的异常或 SRY 蛋白作用所必需的另一种基因的功能丧失。

50. 46,XY 单纯性腺发育不全鉴别诊断

46,XY 单纯性腺发育不全需与完全型雄激素不敏感综合征（完全性睾丸女性化）、46,XY 17α- 羟化酶缺乏进行鉴别，这三类患者染色体均为 46,XY、外生殖器均为女性，但由于病因不同，临床表现有所差别（表 5）。

表 5　与 46, XY 单纯性腺发育不全的鉴别诊断

	完全型雄激素不敏感综合征	46,XY 单纯性腺发育不全	46,XY 17α- 羟化酶缺乏
原发闭经	+	+	+
乳房发育	+	-	-
阴毛、腋毛	-	-	-
外生殖器	女性	女性	女性
阴道	盲端	有	盲端
宫颈	无	有	无
子宫	无	有	无
人工周期出血	无	有	无
性腺	睾丸	条索状	小睾丸（发育不全）
染色体	46,XY	46,XY	46,XY
睾酮	正常男性水平或升高	低下	低下
雌二醇	正常男性水平或升高	低下	低下

	完全型雄激素不敏感综合征	46,XY 单纯性腺发育不全	46,XY 17α- 羟化酶缺乏
孕酮	低	低	升高（超过女性排卵后水平）
高血压	无	无	可有
低血钾	无	无	可有

*51.*46,XY 单纯性腺发育不全治疗

发育不良或位置异常的睾丸易于发生肿瘤。46,XY 单纯性腺发育不全患者中，30% ~ 60% 发生生殖细胞肿瘤，恶变率也高达 61.9%，是性发育异常中最易发生肿瘤的病种。因此对所有的 46,XY 单纯性腺发育不全患者应尽早切除条索状性腺，以避免肿瘤的发生。

46,XY 单纯性腺发育不全易出现的肿瘤类型以生殖细胞瘤（无性细胞瘤和精原细胞瘤）、性母细胞瘤及支持细胞瘤为主，其他恶性肿瘤（如内胚窦瘤、胚胎癌和绒癌等）均少见。如果存在性母细胞瘤，仅需切除性腺即可。但如有无性细胞瘤或其他恶性肿瘤时，需要根据是否有肿瘤转移而考虑是否需要进行更彻底的手术。

北京协和医院对各种有 Y 染色体的性腺探查结果，见表 6。最常见的肿瘤为性母细胞瘤，表 7 是北京协和医院性发育异常患者各种性腺肿瘤的统计结果。

表 6 含 Y 染色体或 SRY 阳性的性腺肿瘤发生率

DSD类型	病例数	比例	性母细胞瘤	支持细胞瘤	无性细胞瘤	精原细胞瘤	卵黄囊瘤	绒癌	肿瘤发生率	恶变率
雄激素不敏感综合征	113	38.70%(113/292)	4	7	—	4	—	—	13.27%(15/113)	26.67%(4/15)
完全型	79	27.05%(79/292)	2	6	—	4	—	—	15.19%(12/79)	33.33%(4/12)
部分型	34	11.65%(34/292)	2	1	—	—	—	—	8.82%(3/34)	0%(0/3)
单纯性腺发育不全	90	30.82%(90/292)	8	—	6	5	1	1	23.33%(21/90)	61.9%(13/21)
XO/XY性腺发育不全	59	20.21%(59/292)	2	—	—	3	—	—	8.47%(5/59)	60.0%(3/5)
17α-羟化酶缺乏	22	7.53%(22/292)	—	1	1	—	—	—	9.09%(2/22)	50.0%(1/2)
睾丸退化	5	1.71%(5/292)	—	—	—	—	—	—	—	—
Turner综合征, SRY(+)	3	1.03%(3/292)	—	—	1	—	1	—	66.67%(2/3)	100%(2/2)
合计	292		14	8	8	12	2	1	15.41%(45/292)	51.11%(23/45)

表 7　性腺肿瘤类型

病理种类	数量	百分比（%）
性母细胞瘤	14	31.1
精原细胞瘤	12	26.7
支持细胞瘤	8	17.8
无性细胞瘤	8	17.8
卵黄囊瘤	2	4.4
绒癌	1	2.2
合计	45	100.0

到达青春期后，应给予周期性雌 - 孕激素替代治疗以促进女性第二性征的发育，并预防骨质疏松，可通过供卵和体外胚胎移植（试管婴儿）使 46,XY 单纯性腺发育不全患者成功妊娠。

52. 46,XX 单纯性腺发育不全的临床表现

与 46,XY 单纯性腺发育不全基本相同，46,XX 单纯性腺发育不全表现型为女性、身高正常、类去睾体型、原发闭经、神经性耳聋发生率稍高；乳房及第二性征不发育、内外生殖器为发育不良的女性；有输卵管、子宫与阴道。用人工周期可以来月经。性腺条索状，但染色体为 46,XX 区别于 46,XY 类型。此类患者出生后也均按女性生活，因青春期乳房不发育或原发闭经而就诊。

53. 46,XX 单纯性腺发育不全实验室检查

性染色体为 46,XX，成年时血清雌激素水平低下，促性腺激素水平升高。

有报道，多个家族姊妹中有 2 个以上的患者，父母中有近亲史，提示可能是一种常染色体遗传病，但仅限于 46,XX 个体。性腺发育不全可来自基因隐性突变，亦可由于染色体异常，因此染色体正常并不除外性腺发育不全。因基因造成性腺发育不全，其姊妹或母系其他后裔有可能发生此病。

54. 46,XX 单纯性腺发育不全诊断与鉴别诊断

对于染色体为 46,XX 的原发闭经患者，结合促性腺激素水平升高，血清雌激素、雄激素、孕激素水平低下，B 超提示有小子宫、双侧条索状性腺，诊断 46,XX 单纯性腺发育不全。常需与其他原因造成的闭经相鉴别。对于来过月经、40 岁前出现闭经、性激素缺乏的高促性腺激素患者，通常诊断卵巢早衰。对于染色体为 46,XX 的原发闭经患者，通常不需要手术。通过腹腔镜观察到双侧性腺呈条索状。

55. 46,XX 单纯性腺发育不全治疗

46,XX 单纯性腺发育不全的性腺发生肿瘤甚少，因此此类患者不需手术。到达青春期后，应给予周期性雌 – 孕激素替代治

疗，可来月经，并促进女性第二性征的发育。生育则考虑赠卵辅助生殖。

56. 真两性畸形的故事与定义

在法国巴黎卢浮宫内有一个特别著名的雕塑，引人驻足观看，它被称为《睡着的赫尔玛弗洛狄托斯》(Sleeping Hermaphroditus)，是公元前 2 世纪希腊雕塑的罗马复制品，创作于 2 世纪（图 20）。这件作品中的豪华床垫是 1619 年意大利雕塑家乔凡尼·洛伦佐·贝尼尼的作品。在希腊神话中，赫尔玛弗洛狄托斯是赫尔墨斯（Hermes，宙斯与迈亚的儿子，是信使、商业、交通、体育之神）和阿芙罗狄蒂（Aphrodite，相当于罗马神话中的维纳斯）的儿子，他是一个女性化的男孩，因为他与一个水中宁芙（Nymph，仙女）和为一体了，所以属于"两性人"。两性畸形即来源于该词。

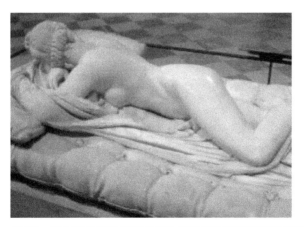

图 20 赫尔玛弗洛狄托斯是有女性乳房和男性阴茎的精灵

真两性畸形（true hermaphrodites 或 intersex）是指一个个体体内具有卵巢与睾丸两种性腺组织，且两种性腺都有一定程度的功能，2006 年后也被称为卵巢睾丸性发育异常（ovo-testicular DSD，简称 OT-DSD）。性腺可以是单独的卵巢或睾丸，亦可以是卵巢与睾丸在同一侧性腺内，称为卵睾（ovotestis）。在新生儿中发病率约 1/100 000；占 DSD 疾病的 3% ～ 10%。

57. 【病例：真两性畸形 I– 社会性别女】

21 岁，社会性别女，出生后即发现外生殖器发育异常，青春期后有自发乳房发育、来月经。查体：阴蒂长约 4cm，直径 2.5cm，阴道口、尿道口分开可见，尿道口位于阴道口上方，右侧腹股沟区近阴阜处可触及皮下质软活动包块。染色体 46,XX，*SRY*（−）。性激素：FSH 22.35IU/L，LH 16.51IU/L，PRL 9.85ng/mL，E2 73.37pg/mL，P 1.11ng/mL，T 188.3ng/dL，HCG 刺激后 T 317.9ng/dL，行腹腔镜检查，术中见双侧卵睾，左侧发育子宫，行双侧睾丸切除，保留子宫和双侧卵巢（图 21）。病理证实为双侧卵睾。

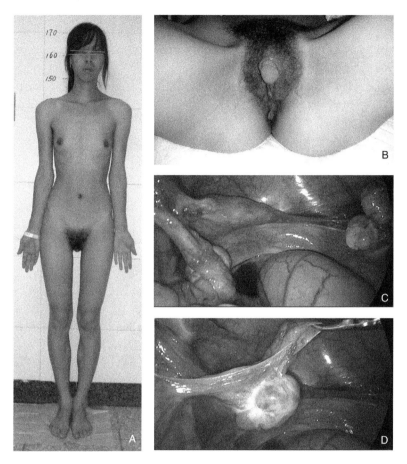

A：21岁，女性表型，身材高，有自发乳房发育，阴毛女性分布；B：外阴表现为阴蒂增大，长约
4cm，直径2.5cm；C：腹腔镜下见双侧卵睾，左侧发育子宫；D：左侧性腺，上方白色为卵巢部分，
可见增大的卵泡，左下方可见灰黄色组织，为睾丸成分。

图21　真两性畸形Ⅰ－社会性别女（彩图见彩插6）

58.【病例：真两性畸形Ⅱ－社会性别男】

23岁，社会性别男性，因外生殖器畸形23年，乳房发育、周期血尿8年就诊。患者母亲孕期平顺，否认雄激素药物及其他药物服用史，患者出生时即发现外生殖器模糊，难辨男女。自幼按男性抚养至今。因不能像正常男童站立式排小便，6 岁在外院行"尿道下裂"修补手术。术后可立姿排便。14 岁出现变声，腋毛、阴毛生长，无喉结，无胡须生长。同期出现阴茎勃起，但无明显阴茎增大，无明显睾丸发育，无遗精。16 岁出现双侧乳腺发育，并出现周期性尿血、间断尿道口滴血，周期 25 ～ 26 天，持续 3 ～ 6 天。2017 年经直肠超声探查：子宫大小 5.3 cm×4.0 cm×4.2cm，形态规则，肌层回声均匀，宫腔线回声居中，内膜厚约 0.9cm。盆腔内可见一卵巢回声，大小 3.6 cm×2.4cm，内可见数个卵泡回声，其一直径约 0.6cm，另一卵巢未探及。右侧阴囊部探查右睾丸形态正常，大小 2.0 cm×0.9cm，体积小，包膜光滑，内回声均匀。左侧阴囊内及左侧腹股沟、下腹部均未探及睾丸回声。查外周血核型分析：46,XX。查体：身高 167cm，体重 68kg，乳房发育 Tanner Ⅴ 级；会阴处有陈旧性手术疤痕，无大、小阴唇结构。阴茎大约 3.5cm，周径 7cm。左侧阴囊空虚，右侧阴囊可触及花生米大小组织，质地较韧，阴毛 Ⅳ 期。双侧腹股沟区无腹股沟疝，未触及明显包块（图 22）。FSH 1.88IU/L，LH 1.80IU/L，E2 128.00pg/mL，P 7.79ng/mL，T 0.50ng/mL，PRL 16.11ng/mL。FSH（8am）17.61μg/dL，ACTH（8am）32.7pg/mL。TSH 1.828μIU/mL，FT4 1.243ng/dL，FT3 3.79pg/mL，A-TPO 18.46IU/mL，A-Tg ＜ 10.00IU/mL；DS 291.5μg/dL，IGF1 322ng/mL。行 HCG 兴奋试验：用药前 T 0.55 ng/mL，用药第 6 天 T 1.57ng/mL。乳腺超声：双乳腺体结构稍紊乱，乳头下方导管未见扩张。左乳腺体层厚约 1.1cm，右乳腺体层厚约 1.2cm，双乳未见明确囊实性结节，CDFI：未见异常血流。双乳轻度增生。腹股沟管彩超：双侧腹股沟管内均未探及明确睾丸回声。阴囊彩超：右侧阴囊处见低回声，大小 3.2 cm×0.8cm，其上半部分回声较低，长约 1.4cm，内似可见小无回声区。左侧阴囊内未见左侧睾丸回声。右侧睾丸偏小，睾丸上方低回声结构与之相连，卵睾待排，左侧睾丸未探及，左侧阴囊空虚。泌尿系彩超：前列腺显示不满意。肾上腺超声：双侧肾上腺区未见明确囊实性包块。

从患者外周血染色体核型、内分泌功能、外形表现综合考虑，诊断真两性畸形。患者按女性生活更容易，日后的生活质量更高，甚至有生育机会。但是患者社会性别为男性，已 23 周岁，强烈要求继续按男性生活，目前患者男性内生殖器发育不佳，且功能较差，若按男性生活，需要长期雄激素补充治疗，且难以维持男性第二性征，日后性生活及生活质量会受影响。患者及家属表示充分知情，坚决要求按男性性别生活。

按男性生活，需要切除子宫与卵巢＋双乳整形；化验提示睾丸活性较差，手术后功能可能进一步下降，与患者及家属交代需要长期补充雄激素。手术涉及妇科、泌尿外科、整形外科等多个学科，尤其是内生殖器处理上，患者右侧阴囊、左侧腹腔均有卵睾的可能，需要根据术中情况，进一步明确右侧阴囊是否需要切除卵巢组织，左侧腹腔是卵睾切除，还是将睾丸组织降至左侧阴囊。

手术开始后无法插入尿管，先请泌尿外科行膀胱镜检查，在双侧阴囊中部交界处造口，深入膀胱镜，在尿道远段（手术治疗尿道下裂部分）看见到阴毛、上端的尿道开口和下端的阴道开口。腹腔镜下见左侧发育较好单角子宫、左侧卵巢与输卵管。切除左侧单角子宫、左侧卵巢与输卵管，缝合残余阴道顶端。1周后整形科切除双侧乳房腺体，择期再进行乳头整形术。

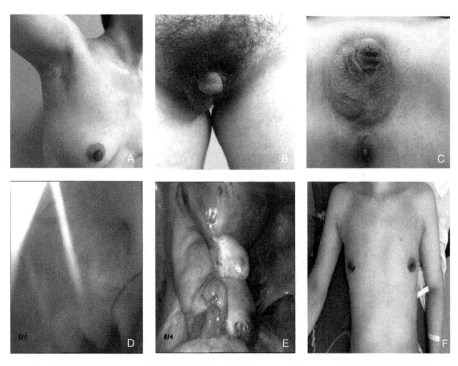

23岁，社会性别男性。A：术前的乳房外观，发育为Tanner V级；B：术前的外阴发育情况；C：术前剔除阴毛后的外阴情况，尿道开口位于靠近龟头腹侧；D：膀胱镜检查，尿道远段（手术治疗尿道下裂部分）看见到阴毛、上端的尿道开口和下端的阴道开口；E：腹腔镜下见左侧发育较好单角子宫、左侧卵巢与输卵管；F: 双侧乳房腺体切除术后，择期再进行乳头整形术。

图22　真两性畸形Ⅱ－社会性别男（彩图见彩插7）

59. 真两性畸形的分类

真两性畸形中性腺以卵睾为多见，占 44.3%，卵巢占 33.4%，睾丸占 22.3%。卵睾 47% 在卵巢的位置，26% 在阴唇阴囊内，24% 在腹股沟管内。触诊卵睾，卵巢部分较硬，睾丸部分较软。性腺分布多种多样，根据性腺的位置可以将真两性畸形分为：

分侧型：睾丸在一侧，卵巢在一侧。

双侧型：双侧均有睾丸和卵巢组织（卵睾）。

单侧型：近一半的患者一侧为卵睾，在另一侧为睾丸或卵巢。

60. 真两性畸形的临床表现

患者多因外生殖器的外观异常而就诊。外生殖器的形态很不一致，有时不易分辨男女。绝大多数患者有阴蒂增大或小阴茎，说明胚胎期受过睾酮的作用，真两性畸形的睾丸功能足以完成内生殖器的分化，但不足以完成外生殖器的分化与发育，故 73% 因外阴有不同程度的阴茎发育而按男性抚养，27% 按女性抚养。外生殖器可为发育不良的男性，有尿道下裂，单侧有阴囊及性腺。如胚胎期雄激素不足，出生时阴茎与阴囊发育不明显，则常作为女性生活，当小孩长大，阴蒂向阴茎发育而引起注意来就诊。约半数性腺在腹股沟内，有时在疝修补术时发现有性腺。约 2/3 的真两性畸形成年后乳房发育。有一部分能来月经，亦有男性按月尿血。其他部位的畸形较为少见，无智力低下。

内生殖器的发育与同侧性腺有关。睾酮与 MIS 对生殖道的作用都是单侧、局部的。若性腺为卵睾，副中肾管多数不被抑制。一般均有子宫，发育的程度不一。卵巢侧伴有输卵管和一侧单角子宫与宫颈、阴道，亦可能有双角或发育不良的子宫，成年后多数能来月经，也可能有 I 型或 II 型阴道闭锁而无月经来潮，也可合并卵巢早衰。睾丸一侧，受睾丸分泌的 AMH 与 T 的影响，无子宫而有输精管。输卵管与输精管经常混淆，外观差不多，腹腔镜下有组织学区别。

61. 真两性畸形实验室检查与发病机制

真两性畸形染色体绝大多数为 46,XX（约 85%），也可为 46,XY（约 12%）或其他各种嵌合，如 46,XX/46,XY；46,XX/47，XXY；46,XX/47，XXY/49，XXYYY 等。

青春期后多数真两性畸形患者的促性腺激素在正常水平，睾酮水平可能升高，雌二醇与女性相似或在女性与男性之间。对青春期前的患儿，国外专家建议可考虑进行辅助检查，有助于诊断。＜ 6 个月新生儿的基础睾酮值（＞ 40ng/dL，正常应＜ 15ng/dL）和 HCG 诱导的睾酮反应（＞ 40ng/dL）提示存在睾丸的间质细胞；反复注射 hMG 引起的雌二醇反应是存在卵巢组织的一个可靠指标。

真两性畸形其病因学及发病机制尚不完全清楚。

睾丸的发育需要有 Y 染色体，但真两性畸形常没有 Y 染色体而有睾丸。真两性畸形可能来自于性染色体的同源嵌合（显性或隐性）、异源嵌合、Y 到常染色体或 Y 到 X 染色体易位，涉及性决定的 X- 连锁或常染色体基因的突变，即发生了 SRY 基因的易位或突变（约 2/3）。

大多数 46,XX 真两性畸形（约 85%）在白细胞 DNA 中的 SRY 是阴性的。但在卵睾中检测到 SRY 基因的表达和蛋白，主要在支持细胞和生殖细胞中发现有 SRY 蛋白。

46,XX/46,XY 异源嵌合通常是双受精或者可能是 2 个正常受精卵融合的结果，但不是所有全身为异源嵌合的患者都有真两性畸形。

46,XY 有似乎正常的 Y 染色体和 SRY 基因，然而卵睾的 DNA 分析发现有正常 SRY 基因和突变 SRY 基因的嵌合，有非保守氨基酸的替换。

Rspo1 和 Wnt4 与卵巢颗粒细胞的分化密切相关，在卵巢分化中起重要作用，因此，当上述基因获得功能缺失性的突变，或者是 Sox9 下游因子发生功能激活性的突变，理论上都可以导致 46,XX 卵睾 DSD 的发生。在 46,XX 真两性畸形的患者中，目前已被证实的有 Rspo1 缺失和 Sox9 重复。FGF9、Rspo1、Sox3、Sox9、Sox10 及 Wnt4 基因突变，已被证实参与 46,XX 睾丸 DSD 及 46,XX 卵睾 DSD 的发生。此外，46,XY 核型存在混合型卵巢睾丸表型与 DMRT1 基因小片段缺失相关，DMRT1 基因是许多脊椎物种存在的性别决定基因。

少数也可能是由于染色体检查不够详细而漏诊 XY 嵌合型，真两性畸形发生的根本原因尚在研究之中。

62. 真两性畸形诊断与鉴别诊断

在所有生殖器性别模糊的患者中都应考虑真两性畸形的诊断，尤其是外生殖器有阴茎或阴囊而性染色体为 46,XX 时，应考虑真两性畸形。外生殖器性别模糊的 46,XX/46,XY 核型患者强烈提示诊断，而 46,XX 或 46,XY 核型不能除外诊断。

有男女两性的激素表现，也提示可能有两种性腺，并均有功能。确诊必须通过腹腔镜或开腹探查从外观辨认出卵巢与睾丸两种组织，并对性腺进行活检，送病理检查，明确两种性腺组织的存在，不能只靠外生殖器和性染色体进行诊断。对真两性畸形性腺病理必须有卵巢和睾丸组织才能达到准确诊断（图 23）。真

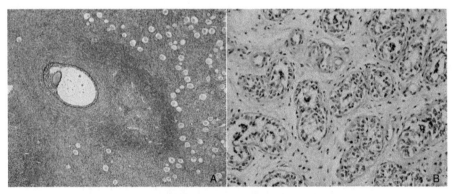

A：卵巢组织，见多个始基卵泡与一个窦前卵泡；B：见多个曲细精管。

图 23 患者中取出的性腺组织（彩图见彩插 8）

两性畸形有时不易与 45,X/46,XY 性腺发育不全（一侧发育不全睾丸、一侧条索）和先天性肾上腺皮质增生相鉴别，它们均有类似的外生殖器发育异常，但病因完全不同，是不同的疾病类型。

63. 真两性畸形的治疗

真两性畸形的治疗需要多学科合作，包括妇产科、泌尿外科、整形外科、内分泌科、心理科等。真两性畸形患者的手术决策仍较复杂，保有生育力的情况较少见，部分原因是男性和女性内生殖器靠得很近，致使难以分离管性结构。手术治疗通过切除与社会性别相反的性腺而保留与社会性别相同的性腺，保持与社会性别一致的外观，减少性腺出现肿瘤的风险。但当卵睾中的卵巢组织与睾丸组织没有明显分隔时，可能需要实施性腺切除术，以防止青春期发育时出现不协调的第二性征，而这会导致性腺功能丧失。

真两性畸形患者中卵睾或隐睾恶变率为 2.6% ～ 4.5%，随着年龄增加风险会进一步增加，因此，积极切除卵睾 / 隐睾尤为重要。46,XX 的肿瘤发生率为 4%，46,XY 的肿瘤发生率为 10%。

处理根据诊断时的年龄和对内外生殖器功能的评价而定，在婴儿期尚未建立性别个性，可以按男性或女性性别进行选择。小规模的病例系列研究数据表明，按任一性别抚养的患者都对自身性别分配感到满意，但也可能出现性别烦躁。总而言之，现有数据还不足以可靠预测此类患者的性别结局。

在年龄较大的患者中，主要考虑性别的定势，通常按抚养的社会性别生活。应当切除与社会性别不一致的性腺和发育不全的性腺组织（常见发育功能不好的睾丸），并进行外生殖器整形手术，到达青春期后推荐采用适当的性激素替代治疗。多数个体存在不孕/不育，但已有报道按女性抚育性别的患者能实现妊娠。

如患者有发育完好的阴茎结构并缺乏子宫或子宫退化，可按男性生活。社会性别为男性，应切除卵巢，同时切除子宫、输卵管，无须切除全部阴道。保留正常的睾丸组织。为了做到准确无误，必要时手术可对性腺做活检，并送冰冻切片检查。若睾丸部分位于腹腔或腹股沟，应将睾丸固定至阴囊内并进行男性化生殖器成形术。若睾丸异常，应予切除。若为卵睾，在切除卵巢组织时，应包括少量睾丸组织，以明确诊断。

在 46,XX/46,XY 异源嵌合和 46,XY 的真两性畸形中，尤其是在一边是睾丸、一边是卵巢、阴茎足够大时，应慎重考虑是否保留组织学上看起来正常的睾丸而让患者按男性生活，因为腹腔内或腹股沟管内睾丸恶变的危险可能增加。真两性畸形患者中睾丸或卵睾的睾丸成分通常是发育不良的，发生肿瘤的危险增加。来自 46,XX 真两性畸形睾丸组织的性母细胞瘤和（或）无性细胞瘤的患病率估计为 3% ～ 4%。因此在按男性生活的 46,XX 真两性畸形中，建议去除发育不良的睾丸或睾丸组织，而在青春期植入人工睾丸，并给予雄激素替代治疗。

国外研究显示：86 个真两性畸形，77% 的卵巢组织学检查是正常的，23% 有异常（主要是始基卵泡减少），50% 显示有排卵。而大多数睾丸组织学检查是异常的，仅 2/24 有接近正常的组织学，看不到精原细胞和生精现象，超过 15 岁的睾丸中，15% 发现有曲细精管硬化现象，1/3 患者显示有 Leydig 细胞增殖，此外常见曲细精管内有大量 Sertoli 细胞，是幼稚睾丸的痕迹。

在 46,XX 真两性畸形中，除非患者有发育完好的阴茎结构并缺乏子宫或有一个退化的子宫，按女性生活更为合适。因为卵巢组织通常是有功能的，还有报告有妊娠的，并且外生殖器的手术重建可取得满意的功能效果。社会性别为女性，应切除全部睾丸组织，保留正常的卵巢组织。发育不正常的子宫应考虑修补，不能矫正的或与阴道没有相通的、发育不好的子宫应予切除。

切除睾丸后，应行保留血管神经的阴蒂整形术、外阴整形术及阴道整形术。外生殖器的治疗对患者具有重要的生理和心理影响，应予充分重视，外生殖器应根据社会性别考虑适时矫形，以便患者能结婚或生育。

64. 睾丸退化较为少见

染色体为 46,XY 的男性胚胎从孕 8～9 周开始外生殖器分化，在孕 12 周时完成外生殖器的分化。若胚胎期睾丸在退化之前有一段时间的功能，可分泌一段时间的睾酮和副中肾管抑制因子，各自发挥作用，则内外生殖器有一定程度的男性化表现，表现为附睾形成（睾酮的作用）、无子宫、阴道呈盲端（副中肾管抑制因子的作用）、外生殖器向男性发育（小阴茎或阴蒂增大、阴唇融合等）。

若胚胎期因某种原因导致睾丸发生退化，不再分泌睾酮和副中肾管抑制因子，则内外生殖器可停止向男性的分化与发育，表现为不同程度的外生殖器性别模糊（图 24）。曾有始基睾丸综合征、睾丸消失综合征、胚胎期睾丸退化综合征等多种术语来描述在男性性分化的中期，即妊娠 8～10 周，睾丸功能停止导致的一系列生殖器异常，现多用睾丸退化（testis regression）来描述此类疾病。其病因尚不清楚，目前认为胚胎期睾丸血管的意外或睾丸扭转可能是主要的原因。但也有一些家族性病例的报道，提示至少在部分病例中这种综合征是由某一稀有突变基因引起的。但北京协和医院收集的病例均无家族史，提示可能还有其他的致

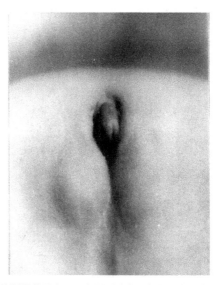

外阴阴蒂稍大，双大阴唇融合，大阴唇内空虚。

图 24　睾丸退化

病因素有待进一步研究。

　　睾丸退化的特征是睾丸功能停止后不会再次启动，是睾丸自身的异常所致，即患者出生后已丧失性腺继续发育和康复的可能。这与一般的睾丸发育不全有所不同，后者可由多种病因引起，去除病因后，睾丸仍有机会恢复一定的功能。

65. 【病例：睾丸退化】

　　15 岁，社会性别女性，主诉从无月经来潮就诊。患者系母亲第一胎第一产，孕期平顺，孕期无特殊服药史，足月顺产，出生体重 3100 克，阴蒂稍大，自小按女性抚养，家人称生长发育与同龄人相仿，学习成绩上游水平，以后阴蒂未再长大。14 岁因无月经来潮于当地医院就诊，查性激素：FSH 78.08mIU/mL，LH 21.48mIU/mL，E2 26.62pmol/L，T 0.52nmol/L，P 0.95nmol/L；染色体 46,XY。超声提示膀胱后方大小 2.6cm × 1.7 cm × 1.4cm 实性低回声结节，始基子宫可能；盆腔增强 CT 提示腹股沟管内口见类椭圆形等密度影，不除外隐睾，子宫附件显示不清。病程中从未扪及腹部或外阴包块，无月经来潮，无周期性下腹痛，无泌乳，无头晕、头痛。饮食睡眠好，大小便正常。查体：身高 170cm，乳腺 I 级；无腋毛；腹平软，全腹未触及异常包块。妇科检查：外阴为幼稚女性型，无阴毛，阴蒂稍大，1.5 cm × 0.5 cm × 0.5cm，阴唇发育差；可见尿道和阴道的各自开口，探阴道深约 8cm（图 25）。肛查：未及明显子宫及异常包块，无压痛。患者入院后行 HCG 刺激试验（HCG 1500μ 皮下注射），基线 T 28.9ng/mL，E2 29.7pg/mL，P 0.24ng/mL；注射后 24h：T 30.2ng/mL，E2 28.1pg/mL，P 0.82ng/mL；注射后 48h：T 28.8ng/mL，E2 21.8pg/mL，P 0.17ng/mL。完善相关检查后，行腹腔镜下双侧性腺切除＋盆腔粘连松解。术中探查：未见子宫样结构，双侧腹股沟内口可见睾丸及其附属结构，左侧睾丸与盆壁致密粘连。双侧睾丸大小 1.2cm×0.8cm。切除双侧睾丸及其附属结构。术后病理检查：发育不全睾丸组织。出院后予戊酸雌二醇 2mg，qd，定期随诊。

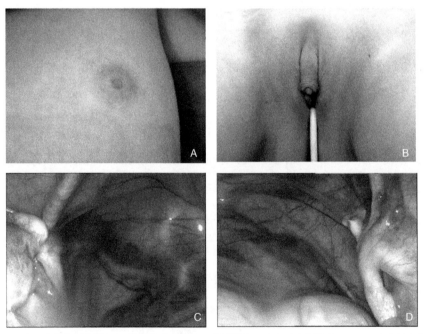

注：15 岁，社会性别女性，A：乳房发育 I 级；B：阴蒂增大，出生后未再长大；C、D：术中见左侧、右侧发育不全白色睾丸，未见子宫。

图 25　睾丸退化患者（彩图见彩插 9）

66. 睾丸退化的诊断与鉴别诊断

临床上，遇到出生后外生殖器性别模糊、阴唇融合、阴蒂稍增大、尿道口在阴蒂根部或头部、青春期后原发闭经、无女性第二性征发育、阴蒂未再长大、盆腔检查无子宫的患者，应考虑睾丸退化的诊断。结合染色体核型为 46,XY，以及促性腺激素水平升高、性腺激素水平低下、HCG 刺激试验睾酮无增加等结果，可诊断该疾病为睾丸退化，性腺病理检查可证实为发育不良或退化的睾丸。

青春期后就诊的患者，需与染色体为 46,XY 的部分型雄激素不敏感综合征；5α 还原酶缺陷症；部分型 17α- 羟化酶缺乏；睾丸间质细胞发育不全；单纯性腺发育不全；染色体为 46,XX 的 21- 羟化酶缺乏和妊娠早期使用外源性雄激素相鉴别，此 7 类患者社会性别均为女性，可有类似的临床表现，但由于病因不同，临床表现有所差别。

可通过病史询问和染色体检查，与 46,XX 的 21- 羟化酶缺乏及妊娠早期使用外源性雄激素导致外生殖器性别模糊相鉴别；可通过有无青春期第二性征的发育和 HCG 刺激后睾酮、雌二醇、孕酮的反应了解性腺是否有功能；通过是否有子宫了解早期副中肾管抑制因子是否有分泌与作用；可通过手术证实没有子宫、输卵管发育，以及病理结果加以证实诊断（表 8）。

表8 睾丸退化与其他 46, XY 性发育异常的鉴别诊断

	睾丸退化	部分型雄激素不敏感综合征	5α 还原酶缺乏	部分型 17α-羟化酶缺乏	单纯性腺发育不全
原发闭经	有	有	有	有	有
乳房发育	无	有或无	无	有	无
阴毛/腋毛	无或稀疏	无或增多	有	无或稀疏	无
外生殖器	模糊	模糊	模糊	模糊	幼稚女性
阴道	无或盲端	无或盲端	盲端	无或盲端	有
子宫	无	无	无	无	有
FSH	显著升高	正常	正常	轻度升高	显著升高
LH	显著升高	正常或轻度升高	正常	轻度升高	显著升高
雌二醇	低下	男性水平	男性水平	低下	低下
睾酮	低下	男性水平	男性水平	低下	低下
孕酮	低下	男性水平	男性水平	升高	低下
人工周期出血	无	无	无	无	有
HCG 刺激试验	无反应	睾酮和双氢睾酮均升高	睾酮升高而双氢睾酮不升高	睾酮和雌二醇无变化，孕酮升高明显	无反应
性腺病理	萎缩睾丸但不缺乏间质细胞或性腺消失	正常大小睾丸，无生精	正常大小睾丸，无生精	发育不全睾丸，间质细胞增生	条索状性腺，间质细胞和支持细胞显著减少

67. 睾丸退化的治疗

睾丸退化的患者外生殖器性别模糊，社会性别为女性，但无子宫和宫颈，应维持已有的女性社会性别，发育不良或位置异常的睾丸易于发生肿瘤。因此对于按女性生活的睾丸退化患者，都应切除发育不良的睾丸组织，术后单纯给予雌激素补充治疗，以促进女性第二性征的发育，并防治骨质疏松；无阴道的患者必要时可在婚前半年行外阴整形及阴道成形术，预后良好。总之，睾丸退化患者临床较为罕见，其病因尚不清楚，有待进一步研究。临床上遇到外生殖器性别模糊、青春期后缺乏女性第二性征发育、盆腔检查无子宫的患者，做鉴别诊断时需考虑到睾丸退化的诊断。

68. 性反转更为少见

真正的性反转（sex reversal）是一种罕见的性发育异常疾病，发生率为 1/20 000 ～ 1/100 000，其特征是有功能的性腺与染色体不一致。临床诊断需排除常见的其他已知性发育异常疾病。

妇产科门诊中会看到 46,XY 性反转。患者的社会性别为女性，可因原发闭经、卵巢早衰或有不良孕史就诊，患者可表现有不同程度、不同时期的卵巢功能，如有自发的乳房发育或月经、妊娠，但查染色体为正常的 46,XY。如有病理检查，则证实为卵巢成分，没有睾丸成分。

男科门诊中常可看到 46,XX 性反转，患者常因不育、无精子症就诊，体检发现睾丸偏小，检查时发现染色体为 46,XX。

目前性反转的病因尚不清楚，有多个基因可能涉及 46,XY 性反转发生，包括 *Nr5a1* 突变、缺失 *Sox9*、*SRY* 突变、*Dax1*/DSS 变异、9p−、*DMRT1* 的单倍体不足、10 号染色体长臂远端到 10q25 的末端缺失、FGF9 信号蛋白的缺陷等。此外，*SRY* 突变或移位到 X 或其他常染色体上、*Dax1*/DSS 变异等与 46,XX 性反转有关。

在哺乳动物中，性染色体（雌性为 XX，雄性为 XY）在胚胎发育过程中决定了生殖腺是发育成睾丸还是卵巢，从而决定了动物的性别。两种性别的生殖腺均需要积极维护最初的性别选择，才能保证性别不变。长期以来，人们都假定一旦胚胎中的性别选择完成，性别就最终确定了，但现在发现，雄性小鼠即使成年以后，睾丸细胞缺失 *DMRT1* 基因后多数都将转变为雌性，而睾丸则向卵巢转化。当移除卵巢内一个名为 "*Foxl2*" 的基因时，雌性细胞会转变为雄性细胞，而卵巢则会变得更像睾丸。

69. 46,XX 男性的临床表现

20 000 个男性表型中存在 1 例 46,XX 核型，这些患者有男性的表型和心理社会定向，临床和内分泌方面与典型克氏综合征相似，仅有少许差异。青春期后，与克氏综合征类似，有

不同程度的睾酮缺陷、男子女性化乳房发育、小睾丸和无精症（图 26），他们身材比 47，XXY 和正常男性矮（平均 168cm）。

HCG 刺激时的睾酮产生通常下降。基础和促黄体素释放素（luteinizing hormone releasing hormone，LHRH）诱导的 FSH 和 LH 水平升高。睾丸的组织学与 47，XXY 男性相似；曲细精管的大小和数量减少，通常缺乏生殖细胞，小管周围和间质有纤维化发生，间质细胞似乎有增生。

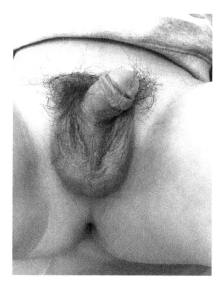

无精症，阴囊内睾丸小，染色体 46,XX，FSH 34mIU/mL，T 2.3ng/mL。

图 26　46,XX 男性患者（彩图见彩插 10）

70. 【病例：性反转】

18 岁，社会性别女性，因无自主月经来潮就诊。其母否认孕期患病及服药史。出生后女性外阴，按照女性抚养。自幼身体健康，身体发育及智力与同龄人相符，学习成绩中等。14 岁乳房、阴毛、腋毛自动发育，从小身材较高。17 岁因无自主月经来潮，外院检查，超声示子宫 3.0 cm×3.0 cm×3.2cm，内膜厚 0.7cm，右卵巢显示不清，左卵巢 1.6 cm×0.9cm。染色体检查示为 46,XY（复查 4 次均相同）。体检乳房发育 V 级，乳头发育好，腋毛、阴毛正常。外阴发育正常，阴蒂增大，2.0 cm×1.0 cm×0.8cm，可见阴道口及尿道口。腹股沟未及包块，肛查可及 3.0 cm×3.0 cm×3.2cm 结节（图 27）。查性激素：FSH 55.06mIU/mL，LH 27.04mIU/mL，PRL 97.77mIU/L，E2 15.83 pg/mL，P 1.98nmol/L，T 8.49 nmol/L。血 K 4.8mmol/L，Na 141mmol/L；ACTH 21.3pg/mL；F 14.62μg/dL；DS 256.3 μg/dL；醛固酮、血管紧张素 II、肾素活性（立）均正常。SRY 基因（+），ZFY 基因（+），测序未见异常。予雌孕激素周期序贯治疗 2 个月，撤血（+），血量中等，可持续 5 天。家族尚未发现类似疾病。否认特殊遗传病史及肿瘤病史。在全麻下行"腹腔镜下双侧性腺切除"，术中见子宫外观正常，体积稍小，4 cm×3 cm×3cm；左侧附件区见发育良好输卵管，长 7cm，伞端结构清晰，其内下方为一段长 6～7cm 的性腺组织，外观看似分三节，近端 1.5 cm×1.5 cm×1cm，中部 2.5 cm×2 cm×1cm；远端 2 cm×2 cm×1cm；右侧附件区见发育良好的输卵管，长 6.5cm，伞端发育良好，其内下方为一段长 5～6 cm 的性腺组织，外观看似分二节，近端 5 cm×5 cm×1cm，远端 1 cm×1 cm×1cm。分别切除双侧附件后，送冰冻病理检查。冰冻病理报：（左侧近端、中间、远端，右侧近端）符合性腺母细胞瘤；（右侧远端）少许纤维组织。术后病理检查：（左、右）性腺母细胞瘤，含有侵袭性无性细胞瘤成分，有较多钙化，周围可见发育不全的卵泡及卵巢间质，双输卵管未见特殊。免疫组化：α－inhibin（＋），Vimentin（＋），PLAP（＋），AE1/AE3（－），CD117（－），Ki-67 index 50%。

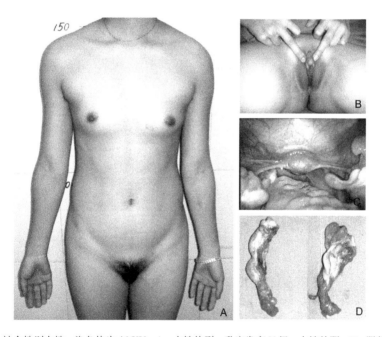

18岁，社会性别女性，染色体为46,XY。A：女性体型，乳房发育Ⅴ级，女性外阴；B：阴蒂增大，可见阴道口及尿道口；C：子宫外观正常，4 cm×3 cm×3cm。左侧附件区见发育良好输卵管，伞端结构清晰，其内下方为一段长6～7cm的性腺组织，外观看似分三节；右侧附件区见发育良好的输卵管，长6.5cm，伞端发育良好，其内下方为一段长5～6cm的性腺组织，外观看似分二节；D：性腺组织（左、右），卵巢内见性腺母细胞瘤。

图27　性反转患者（彩图见彩插11）

71. 睾丸间质细胞发育不良

睾丸间质细胞发育不良（Leydig cell hypoplasia）是一种由于 LHCG 受体突变所导致的常染色体隐性遗传疾病。在胚胎发育期，HCG 诱导胎儿间质细胞的分化和睾酮的产生。LH 促进间质细胞的睾酮产生，尤其是在青春期。LHCG 受体异常导致可以出现完全的 46,XY 男性 DSD 到正常的男性性分化合并有尿道下裂或小阴茎。

睾丸间质细胞发育不良的临床特征：可有不同程度的男性外生殖器畸形，尿道下裂、小阴茎到阴蒂长大、阴道盲端，睾丸可位于腹股沟 / 大阴唇内，乳房不发育，性激素低下，肾上腺功能正常，染色体 46,XY；成年后类宦官体型、无乳房发育、无腋毛、无阴毛、原发闭经；睾丸内未成熟曲细精管；FSH、LH 轻度升高。治疗上，需切除容易发生肿瘤的性腺、阴蒂整形，以后补充雌激素，按女性生活。

性激素异常导致的性发育异常

72. 性激素异常包括性激素的量与功能异常

性激素异常包括性激素的量与功能异常，患者性染色体正常，而主要表现为性激素的合成及作用（过多与不足、内源性或外源性）和（或）功能异常（受体障碍）。性激素的产生需要分泌激素的细胞，性激素的合成过程需要多种的酶，性激素起作用需要相应的受体。分泌激素的细胞发育不良（详见性腺发育异常）、合成酶的缺乏、受体的异常或受体后的异常将影响性激素的产生和作用，形成各种性发育异常。

73. 先天性肾上腺皮质增生是最常见的导致女性男性化的原因

雄激素分泌过多最常见的原因是合成皮质醇的酶缺乏。三类肾上腺类固醇激素均以胆固醇为合成原料：主要的糖皮质激素皮质醇从17α-羟孕酮合成、主要的盐皮质激素醛固酮从孕酮合成、主要的性激素从17α-羟孕酮合成,见图28。肾上腺皮质在合成类固醇激素的过程中缺乏21-羟化酶或11β-羟化酶,可导致产生过多的雄激素,在女性中造成女性男性化和异性性早熟,在男性中主要表现为同性性早熟。

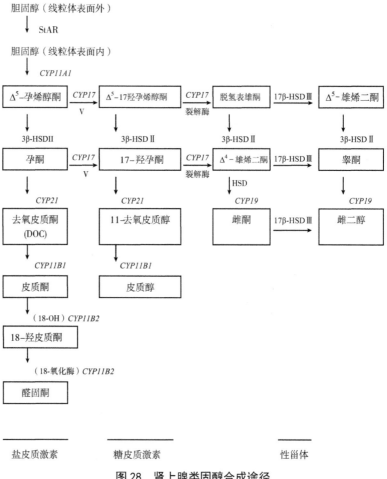

图 28　肾上腺类固醇合成途径

女性患者染色体为 46,XX，性腺为卵巢，内生殖器有输卵管和子宫，但外生殖器可有不同程度的男性化，轻者仅阴蒂稍增大，严重者可有男性发育的外生殖器，从小按男性抚养、生活，但阴囊内无睾丸。先天性肾上腺皮质增生是一种常染色体隐性遗传病，患者的两个患病基因一定来自于父母。

74. 先天性肾上腺皮质增生的发病机制

皮质醇对下丘脑与垂体起核心负反馈作用，调节促肾上腺皮质素释放激素（corticotropin-releasing hormone，CRH）和促肾上腺皮质激素（adrenocorticotropic hormone，ACTH）的分泌。当酶缺乏时减少了皮质醇的合成，解除了对 ACTH 的抑制。ACTH 分泌增加，继而导致先天性肾上腺皮质增生（congenital adrenal hyperplasia，CAH），造成该酶缺乏之前代谢物质的积累。21-羟化酶或 11β-羟化酶缺乏时，雄激素合成分泌增多，造成女性男性化或男性性早熟。多数21-羟化酶缺乏患者在出生至5岁间发病，但亦有青春期来月经后发生的，称为迟发性肾上腺皮质增生。

75. 【病例：21-羟化酶缺乏】

19 岁，社会性别女，阴蒂明显增大 5 年就诊。患者出生时发现外阴发育异常，阴蒂稍增大，按女孩抚养，无自发月经来潮，4 岁多时身高突增明显，在班上最高，但后来增长缓慢，现在在班上最矮（图 29）。查体：身高 145cm，体重 55kg，肤色较黑，手有力，有喉结，乳房Ⅴ级，阴蒂增大 4 cm×2 cm×2cm，会阴体高，尿道与阴道开于一小口。B超：显示子宫体大小 2.4 cm×2.1 cm×1.5cm，子宫颈大小 2.3 cm×2.0 cm×1.5cm，内膜厚 0.2cm。左侧卵巢 3.1 cm×1.4cm，右侧卵巢 2.7 cm×1.4cm。测定 17α- 羟孕酮（17α-OHP）65.12ng/mL；ACTH 327.0pg/mL；血总皮质醇：F 2.54μg/dL；T 1.73ng/mL。肾上腺CT：显示双侧肾上腺弥漫增粗。染色体核型 46,XX。诊断为"肾上腺皮质增生，21-羟化酶缺乏症"，予以氢化可的松，早 10mg，午 10mg，晚 20mg 口服治疗，1 个月后复查 17α- 羟孕酮：17α-OHP 3.01ng/mL；ACTH 16.4pg/mL；T 0.42ng/mL。现患者及家属积极要求外阴整形，为行手术收入院。2017 年 6 月行"保留血管神经的外阴阴蒂整形术"。

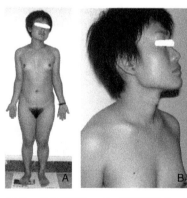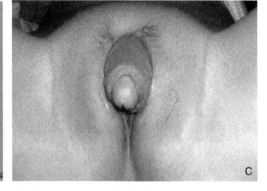

19 岁，社会性别女，21- 羟化酶缺乏。A：身高较矮（145cm）、乳房发育Ⅴ级，阴毛密、倒三角分布；B：有喉结，唇上有小胡须；C：外阴阴蒂似小阴茎，尿道与阴道开于会阴体一小口，阴毛已部分剃除。

图 29 21- 羟化酶缺乏患者（彩图见彩插 12）

76. 21- 羟化酶缺乏的分类

先天性肾上腺皮质增生以 21- 羟化酶缺乏（21-OHD）最为常见，约占 95% 以上。男女两性发病率相同，约占新生儿的 1/10 000。同胞中可有发病者，且均为相同酶的缺乏。

21- 羟化酶基因位于第 6 号染色体短臂上（6p21）。21-OHD 由 *CYP21A2* 基因突变引起，它编码 21- 羟化酶（P450c21）。至今发现 *CYP21A2* 基因的突变类型有百余种，80% 基因型 – 表型有相关性。按以上基因型 – 临床表型的关系，醛固酮、皮质醇缺乏的程度和高雄激素的严重程度，将 21-OHD 分为两大类型：

（1）经典型 21-OHD：按醛固酮缺乏程度又分为失盐型（重型，约占 75%）和单纯男性化型（轻型，约占 25%）。

（2）非经典型或迟发型 21-OHD（NCAH）。

77. 单纯男性化型 21- 羟化酶缺乏的临床特征

单纯男性化型多见于青少年，以外生殖器外观异常最为常见。

（1）女性外生殖器性别不清（ambiguous genitalia，AG）

21- 羟化酶缺乏导致的女性男性化在胚胎 8 ～ 12 周开始，因此女性患者出生时外生殖器有不同程度的男性化表现。Prader 将不同程度的外阴男性化划分为 V 型（图 7，图 30，图 31）。

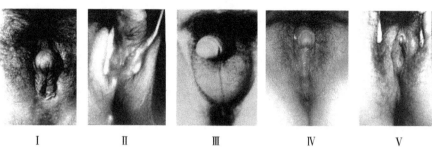

I　　　　　II　　　　　III　　　　　IV　　　　　V

图30　根据Prader的V型分类法临床可见外阴男性化的表现（彩图见彩插13）

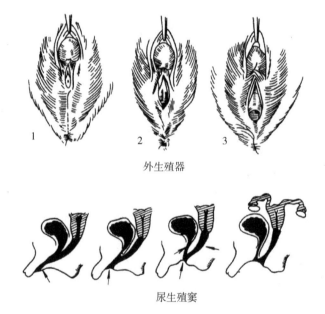

外生殖器

尿生殖窦

图31　21-羟化酶缺乏或11β-羟化酶缺乏时，外生殖器与尿生殖窦正侧面

　　胎儿在20周前发病时，外生殖器正在分化与形成过程中，若此时受增高睾酮的影响，可使生殖结节和尿道褶发育为阴茎，生殖隆起不同程度的融合，外生殖器类似男性（如IV型、V型）。若胎儿在20周后发病，阴道与尿道已分化形成，外生殖器将表

现为 I 型、II 型。

（2）生长快，骨骺闭合早

儿童期，一般在＜4 岁的一个时期出现生长快，平均身高相当于大 1 ～ 4 岁的同龄儿。因此一个 4 ～ 5 岁患者可达 8 ～ 9 岁的身高，而其骨龄可达 10 ～ 11 岁。骨骺闭合早，骨龄大于实际年龄，最终身高比正常同龄矮，未治疗的患者身高一般在 140 ～ 150cm。

（3）抵抗力差

由于皮质醇分泌减少，应激能力差，易感冒、发烧等。

（4）女性患者男性第二性征发育早

阴毛、腋毛、胡须、毳毛、喉结、音低、痤疮等在儿童期即出现。肌肉发达，体力较同龄者强。乳房不发育。

78. 失盐型 21- 羟化酶缺乏常见于新生儿科与儿科

重型 21- 羟化酶缺乏患者除男性化外，尚有失盐型的表现，占患者的 1/3 ～ 1/2。新生儿一般在出生后 2 个月内出现呕吐、脱水、不进食、体重下降或伴有休克、血钾高、钠与氯低、尿素氮浓度增高。女性若出现外生殖器男性化及失盐型，应考虑为重型 21- 羟化酶缺乏，及时进行相关的检查，尽早诊断，及时治疗，可以不影响生活。Quazi 根据 Prader 的分型，分析 I 型、II 型 92% 无失盐，III 型、IV 型 80% 有失盐型。

21- 羟化酶缺乏与失盐型的关系尚不清楚。目前认为，在失盐型患者中，由于 21- 羟化酶的完全缺乏，肾素活性的增加不能引起醛固酮的增加而导致早期的失盐危象。

79. 非经典型 21– 羟化酶缺乏要与 PCOS 鉴别

非经典型（nonclassical，NCAH）或迟发型（late onset/delayed type）21- 羟化酶缺乏的酶缺陷程度或临床表现均比经典型轻，可能更为常见，但被识别的不多。女性患者出生时无外生殖器异常，儿童期的临床特征可能包括单纯性阴毛早发育和骨龄加速；通常在青春期后出现雄激素过高的表现，导致多毛、痤疮、月经不规则、不孕等，多数有 Prader I 级的阴蒂增大。某些 NCAH 患者一直不会出现症状。临床上需与常见的多囊卵巢综合征（Polycystic ovary syndrome，PCOS）所导致的多毛、痤疮、月经不规则、不孕等鉴别。

在 NCAH 中，通常会有肾上腺留体 17- 羟孕酮的轻度升高。在卵泡期清晨空腹测定 17- 羟孕酮水平，如 17- 羟孕酮＜ 3ng/mL（＜ 6nmol/L），可排除 NCAH。如 17- 羟孕酮＞ 2ng/mL 而＜ 10 ng/mL，可行 ACTH 刺激试验，一次静脉注射 250μg ACTH，30 分钟测定刺激值，如刺激值≥ 10 ng/mL（≥ 30nmol/L）则可证实 NCAH。口服避孕药和糖皮质激素可影响测定结果。

80. 21-羟化酶缺乏的诊断与鉴别诊断

妇产科临床工作中，若婴儿有外生殖器畸形、高血压、呕吐、脱水、失盐等表现；成年女性原发闭经，或偶有继发闭经而有男性化表现者，应考虑先天性肾上腺皮质增生的可能性。同时，了解患者有无家族史，染色体为 46,XX，外生殖器阴蒂明显增大，或有更明显的男性化表现，血 17α-羟孕酮水平显著升高，可诊断为先天性肾上腺皮质增生。

妇产科医生在测定性激素六项时，对无法解释的持续孕酮水平升高（早卵泡期测定，孕酮达到排卵后水平，且持续不降）应格外警惕，作为判断先天性肾上腺皮质增生存在、进一步检查、确诊的重要线索。

在中剂量地塞米松抑制试验中，CAH 患者升高的血 17-羟孕酮和雄激素分泌会明显减少，而肿瘤引起的雄激素过高无此种抑制现象。

在 21-羟化酶缺乏时，血内孕酮、17-羟孕酮显著增多。近年来主要用血 17α-羟孕酮与睾酮水平进行诊断，若水平高应进一步进行得塞米松抑制试验。

其他异常包括，高血清浓度的雄烯二酮、3α-雄烷二醇葡萄糖醛酸、睾酮、21-脱氧皮质醇和孕酮，以及皮质醇前体代谢物的尿排泄升高，特别是孕烷三醇、孕三醇葡糖苷酸和 17-酮（孕烷三醇及其葡糖苷酸是 17-羟孕酮的主要代谢物，而 17-酮是雄激素的代谢物）。

基因检测可检测到 90% ～ 95% 的等位基因突变，也可以用来确认疑似病例。

肾上腺超声显示对于存在外生殖器性别不清和（或）危及生命的盐耗的新生儿，如通过其他试验无法确诊，则肾上腺超声是诊断 CAH 另一可能的辅助检查。对 52 例外生殖器性别不清或失盐危象的儿童进行的一项回顾性分析显示，在鉴别 25 例未治先天性肾上腺皮质增生症新生儿及儿童、8 例经治先天性肾上腺皮质增生症儿童及 19 例其他病症儿童时，肾上腺超声（即肾上腺肢宽＞ 4mm、分叶状表面或异常回声）异常的敏感性为 92%、特异性为 100%。随着 CT、MRI 的广泛应用，其诊断准确性更高。

81. 21- 羟化酶缺乏的治疗

按照 21- 羟化酶不同类型制订治疗目标。治疗目标包括替代生理需要以防止危象发生，同时合理抑制高雄激素血症。抑制高雄激素血症的目标是为保证未停止生长个体有正常的线性生长和青春期发育，减少成年身高受损；在停止生长和青春期发育完成后保护生育能力，预防骨质疏松和减少心血管疾病发生的风险。治疗方案需个体化。

出生后外生殖器模糊不易确定性别时，应进行系统全面的检查，包括染色体检查，明确病因，按正确性别生长或选择适当的性别生活，将有利于避免或减少患者和家属的心理和精神创伤与痛苦。

先天性肾上腺皮质增生单纯男性化与失盐型补充足量肾上腺糖皮质激素以抑制 CRH-ACTH 的分泌，从而抑制肾上腺产生过多的雄激素，纠正电解质平衡紊乱，阻止骨骺过早闭合。前两者疗效较满意，后者不易达到正常水平。

疗效与开始治疗的时间有密切关系，若在 2 岁以内诊断并开始治疗，就能较好地控制阴蒂继续增大与其他男性化的发展，可抑制骨骺过早闭合而造成身材较矮，但一般也不能完全达到正常成人的身高。11 岁后开始治疗，骨骺已闭合，身材不易增高。

皮质醇替代治疗方案总建议：氢化可的松是基本和终生的替代治疗，失盐型需联合氟氢可的松。建议分别按照患者尚在生长中和已达到成年身高情况制订方案。未停止生长者只用氢化可的松替代。达到成年身高后可以给半衰期相对长的制剂（如泼尼松或地塞米松）。根据年龄设订剂量，分次给药，根据监测进行剂量调节。非典型肾上腺增生的治疗原则是一般不需要糖皮质激素治疗，可使用短效口服避孕药治疗高雄激素表现，尽量减少糖皮质激素的不良反应。在应激状态和疾病时需对肾上腺皮质激素的剂量进行调整。

约 75% 的 21- 羟化酶患者醛固酮低下，早期诊断和替代治疗减少了失盐危象的死亡率，但需防止过量引起的医源性高血压，维持失盐和过量间的平衡。氟氢可的松（Fc）是目前唯一的盐皮质激素，其生物半衰期长达 18 ～ 36h，可以每天 1 次服用，但建议等分 2 次服，剂量按对盐皮质激素敏感性的年龄改变规律设置，根据监测进行剂量调节。

82. 肾上腺皮质危象

肾上腺皮质危象（adrenal crisis）指由各种原因导致肾上腺皮质激素分泌不足或缺如而引起的一系列临床症状，可累及多个系统。主要表现为肾上腺皮质激素缺乏所致的症状，如脱水、血压下降、体位性低血压、虚脱、厌食、呕吐、精神不振、嗜睡、昏迷。患者有时会被误诊为急腹症而行手术治疗或延误诊断，最终进展至全昏迷，甚至死亡。

21- 羟化酶缺乏症患者长期使用大量肾上腺皮质激素治疗，如临时使用一些抑制甾体激素合成或促进其代谢、清除的药物和食物，如利福平、米非司酮、镇静药、米托坦、酮康唑、甲状腺素、甘草、葡萄柚汁等，有出现肾上腺皮质危象的风险，故而在行特殊手术前，应请内分泌科会诊，调整使用静脉输注氢化可的松，预防出现肾上腺皮质危象。

术中、术后出现下列情况应想到肾上腺危象诊断可能：①当前疾病难以解释的脱水、低血压、休克。②在疲劳、厌食、体重降低的基础上出现急腹症。③无法解释的低血糖，其可能是继发性肾上腺皮质功能衰竭唯一异常的表现。④无法解释的高热、低体温。⑤低钠血症、高钾血症及其他生化异常，包括氮质血症、高磷血症、低氯血症、高钙血症及低蛋白血症等。⑥实验室检查主要是血浆皮质醇水平低下。⑦在原发性肾上腺危象者，ACTH

升高、肾素 – 醛固酮水平降低，继发性者 ACTH 降低，醛固酮分泌能力正常。⑧ ACTH 兴奋试验是最具诊断价值的检查，用来检测肾上腺对外源性 ACTH 的反应能力。

发现肾上腺皮质危象后，应积极进行治疗，治疗的根本目标是保持循环中有充足的糖皮质激素及补充钠和水的不足，治疗包括静脉输注大剂量糖皮质激素、纠正低血容量和电解质紊乱、去除诱因及全身支持治疗。

$83.$ 21– 羟化酶缺乏影响生殖的因素

女性患有 21- 羟化酶缺乏症可以有生育能力，但生育率低下，可能的影响因素包括：

（1）糖皮质激素治疗不充分导致的高雄激素血症，从而导致无排卵性月经周期。雄激素过多不仅是由 ACTH 分泌过多引起的，其他因素包括：ACTH 对 CRH 刺激的轻微高反应性，21- 羟化酶的催化活性降低，以及异常的促性腺激素作用导致卵巢产生过量的孕酮、17- 羟孕酮和雄激素。

（2）与外生殖器畸形或手术重建欠佳有关的结构性因素，可能使阴道口功能欠佳，这可能有损与生殖功能有关的自我形象，并导致性交困难。

（3）生育率与突变的严重程度有关。有报道称，非经典失盐型和经典失盐型 CAH 女性的受孕率分别是 60% ～ 80% 和 7% ～ 60%。

对于实现受孕的经典型 21- 羟化酶缺乏症女性，其未受累的女性后代没有生殖器男性化，但需在孕期进行仔细管理，监测雄激素的水平。

84. 外生殖器畸形整形手术

女性外生殖器性别不清需手术整形治疗。整形手术需缩小增大的阴蒂，扩大融合的会阴体、暴露女性阴道。既往行单纯增大阴蒂切除术，导致女性性感觉下降。因阴蒂为性敏感器官，应予保留，现将增大的阴茎海绵体部分切除并行增大的龟头整形，而保留其血管与神经（图32），可保留较好的性敏感感觉。单纯阴蒂整形可在儿童期进行，早手术对患者心理创伤较少，但过早手术危险性大，手术时需加大皮质激素用量，术后切开的会阴体可能再次粘连，因此需酌情选择手术的时机。阴道矫形手术建议在发育后进行，术前应将睾酮控制在正常范围。外生殖器属Ⅳ型、

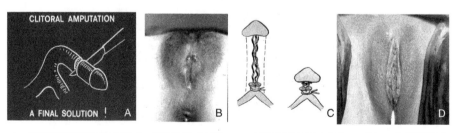

A：以往单纯阴蒂切除术的"一剪没"手术示意；B：切除阴蒂术后（术前Ⅲ型），单纯阴蒂切除术后形成瘢痕，会阴体长，影响美观；C：保留血管神经的阴蒂整形手术示意；D：保留血管神经的阴蒂整形术后（术前Ⅳ型）。

图32 女性外生殖器畸形整形手术（彩图见彩插 14）

V型而已按男性生活者，成年后不易改变性别，可行阴茎成形术，切除女性内生殖器官。

85. 21- 羟化酶缺乏的产前诊断、防治与新生儿筛查

CAH 为常染色体隐性遗传性疾病，有家族史者可于孕 8 ～ 10 周做绒毛活检进行 DNA 检测，也可在妊娠 4 个月时取羊水测定胎儿性别和 17- 羟孕酮、雄烯二酮与血 17- 羟孕酮。但需注意的是，正常胎儿与患儿羊水内孕三醇或血 17- 羟孕酮与睾酮水平范围常有重叠，可能是胎儿肾上腺尚不能将血 17- 羟孕酮转变为足够的孕三醇，使羊水的血 17- 羟孕酮水平增高，监测血 17- 羟孕酮可能更为准确。

当胎儿因有同胞受累而已知存在风险时，或者当父母双方都明确为严重突变基因之一的杂合子时（据此可预测女性外生殖器性别不清的概率是 1/8），应该考虑产前诊断。羊水 17- 羟孕酮检测、胎儿细胞的人类白细胞抗原（human leukocyte antigen，HLA）分型，以及对羊水细胞或绒毛膜绒毛样本行胎儿 CYP21A2 基因分子学分析都已用作筛查方法，但 CYP21A2 基因的分子学分析目前是首选方法。采用聚合酶链反应（polymerase chain reaction，PCR）方法针对 12 个最常见的基因突变可检出 90% ～ 95% 的 CYP21A2 等位基因突变。虽然筛查这些最常见的基因突变可能漏诊达 10%CAH 患者的基因突变，但如果检测出

至少一种基因突变，则患者可以行进一步评估。

David 和 Forest 等对有高危风险的母亲在妊娠早期（妊娠 6～8 周）用地塞米松治疗，从而抑制 ACTH 的分泌和雄激素的过度分泌，并取得了初步的满意效果。治疗方法：从妊娠 6～8 周起，平均每日 1.25mg 地塞米松，在 16 周左右，停止治疗 10 天，然后行羊膜腔穿刺；继续予地塞米松治疗 2～3 周，以等待羊水染色体和激素检测结果。如果染色体是 46,XY，则停止治疗；如染色体是 46,XX 且 17- 羟孕酮水平升高，则继续治疗直到分娩。

目前一些研究表明，CAH 新生儿筛查存在假阴性结果的风险大，尤其是女孩。针对 1999—2010 年在明尼苏达州筛查的所有新生儿的一项人群研究对此进行了评估。所筛查的 838241 例新生儿中，52 例诊断为经典型 CAH，但仍有 15 例（9 例女孩，6 例男孩）漏诊未能筛查出来，假阴性率为 22.4%（95%CI：14～34）。筛查漏诊的 9 例女性中，有 5 例由于外生殖器性别不清进行了进一步的评估并得到诊断，但另外 3 例也是外生殖器性别不清，直到 3 个月至 6 岁时才得到诊断。因此，有提示 CAH 表现（如外生殖器性别不清）的新生儿应该做进一步内分泌评估，即使新生儿筛查试验显示阴性。如果一名婴儿在新生儿筛查期间检出 CAH 阳性，应随访监测 17- 羟孕酮水平和电解质。如果 17- 羟孕酮水平仍然很高，需要立即转诊到儿科内分泌专家。

86. 21- 羟化酶的基因检测

人类有两个 *CYP21A* 基因：一个非功能性假基因（*CYP21A1* 或 *CYP21P*）和一个活性基因（*CYP21A2* 或 *CYP21*），二者均位于染色体 6p21.3 的一段 35kb 区域内，该区域位于主要组织相容性位点内。由于假基因缺乏密码子 110 ～ 112 中的 8 个碱基，导致出现一个终止密码子，所产生的截短的酶没有活性。

这两个 *CYP21A* 基因有 90% 以上的同源性。这种高度同源性促使减数分裂过程中发生重组事件，使两个基因的 DNA 片段发生互换。不等交叉互换导致的 *CYP21P* 基因大片段缺失或非功能性融合基因 *CYP21P/CYP21*，约占目前报道的 *CYP21A2* 基因突变的 20%。其他 *CYP21A1/CYP21A2* 杂交基因产物的酶活性降低，但并未完全消失。有上述突变和典型大范围基因缺失的杂合子患者，可能存在非经典型 21- 羟化酶缺乏症。*CYP21A1* 基因中改变的区域可通过非交互性基因转换被转移到 *CYP21A2* 基因中。这些微转换事件表明 *CYP21A2* 基因获取了 *CYP21A1* 序列的较小片段，形成有害的点突变，降低了酶的活性。它们出现于约 70% 存在明确基因异常的患者中。

在基因型方面，非经典型女性可能是复合杂合子（有 1 个经典突变和 1 个变异等位基因），或是两个变异等位基因的纯合子。携带这种减弱型基因女性的亲属可能有类似的生化异常，但没有雄激素过多的体征。携带经典（重度）突变的女性生育经典型肾上腺增生症儿童的风险增加。

失盐型疾病最常与大片段基因缺失或内含子 2 基因突变有关，后两者可影响剪接并导致酶无活性。单纯男性化型患者的酶活性较低，但可被检测到（1% ～ 2%），可支持产生足够的醛固酮和糖皮质激素。多数是由点突变导致的非保守性氨基酸替换引起的。

*87.*11β‑羟化酶缺乏导致的先天性肾上腺皮质增生

11β‑羟化酶缺乏较为少见，仅为21‑羟化酶缺乏数量的5%。11β‑羟化酶缺乏时皮质醇与醛固酮的合成均减少，去氧皮质酮、去氧皮质醇与雄激素均增多。与 21‑羟化酶缺乏相同的是雄激素增多，造成女性男性化及男性阴茎增大。

与 21‑羟化酶缺乏不同的是由于去氧皮质酮（DOC）有足够的盐皮质激素作用而无失盐的表现。由于产生过多地去氧皮质酮造成血压增高是 11β‑羟化酶缺乏的特征。11β‑羟化酶基因位于第 8 号染色体长臂（8q22）（图 33）。

处理上与 21‑羟化酶缺乏类似，但需注意控制高血压和低血钾。

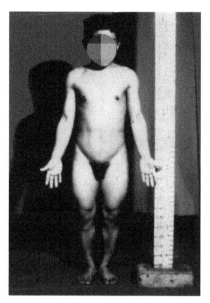

染色体 46,XX，肌肉发达，乳房发育差，有喉结。

图 33　11β-羟化酶缺乏患者按男性生活

88. 雪上加霜的 P450 氧化还原酶缺乏

P450 氧化还原酶缺乏（cytochrome P450 oxidoreductase deficiency，PORD）是一种罕见的变异，表现为同时存在 21-羟化酶和 17-羟化酶缺乏，但在此类患者中，并未发现存在 *CYP21A2* 和 *CYP17* 基因的突变。受累女孩出生时存在外生殖器性别不清，这表明胚胎期雄激素过多；在出生后血清雄激素的浓度低，男性化并不进展。在该病的男女患儿中，有时也会出现骨骼畸形，主要影响头部和四肢（Antley-Bixler 综合征）。两项研究在 6 例受累的儿童和 1 例受累的妇女中，发现编码 P450 氧化还原酶（该酶对电子向 21-羟化酶和 17-羟化酶的传递十分重要）的基因存在突变，称之为 P450 氧化还原酶缺乏。这些患者表现为产前雄激素过多和产后雄激素缺乏，这提示在胎儿期可能存在其他的雄激素合成途径。

PORD 存在两个独特的表现：骨骼畸形和外生殖器性别不清。尽管血循环中的雄激素水平低，女性患者却可以出现男性化的表现，提示人类的雄激素生物合成通路可能具有选择性（alternative pathway）。PORD 患者可出现一些形态学异常的表现，如前额突出、面中部发育不良、梨形鼻、短头、耳发育不良、耳位置低、上颚窄硬、前臂旋后异常、屈曲指、细长指、短趾等。

PORD 患者易发生卵巢囊肿，且更难控制，有文献报道 PORD 患儿出生后 1 个月即发现卵巢囊肿，发生机制除了雌激素缺乏引起的促性腺激素升高外，还可能和 *POR* 突变后干扰了 *CYP51A1* 介导的减数分裂活化的类固醇合成和代谢有关。这种卵巢囊肿与 PCOS 不同的是与低雄激素血症有关。对 PORD 患者除需要性激素替代治疗以抑制过多的 LH 分泌，还需给予长效糖皮质激素治疗，有因双侧卵巢囊肿先后自发破裂而分别行双侧卵巢切除者，故需定期监测。对 PORD 患者应强调对肾上腺和性腺功能的评估，早期诊断部分性肾上腺功能不全，减少肾上腺危象相关的死亡。

89.【病例：P450 氧化还原酶缺乏】

14 岁，社会性别女性，因"发现先天性肾上腺皮质增生症

（CAH）10 年，盆腔巨大包块 2 个月"入院。2005 年患者在北京某医院诊断 CAH，染色体检查结果为 46,XX，一直服用"氢化可的松"治疗。2009 年在北京某医院行阴蒂缩短整形术。2014 年因治疗后无第二性征发育，血睾酮、皮质醇低于正常而转入我院内分泌科。患者系第二胎，足月剖宫产，父母非近亲结婚，第一胎脑积水，出生后死亡。查体：眉毛浓，面部双眉上方、颈部侧方发际低，睫毛长，肤色深，鼻梁塌陷，双手指关节粗大，双脚第 4 趾短并高于其余脚趾所在平面。耳旁有附属物。双侧乳房发育Ⅱ级，皮肤干燥。腹股沟未扪及包块。性激素检查（2014 年）：FSH6.5mIU/mL（参考值：5.1 ～ 7.05mIU/mL），LH 1.29mIU/mL（参考值：4.4 ～ 6.15mIU/mL），E2 32.9pg/mL（参考值：50 ～ 154.4pg/mL），P 8.55ng/mL（参考值：0.35 ～ 0.81ng/mL），T 0（参考值：25.6 ～ 42.6ng/mL）。给予 GnRH 刺激后 1 小时检查：FSH 15.65mIU/mL，LH 13.725mIU/mL。17- 羟孕酮（17-OHP）：6.03ng/mL（参考值：0.1 ～ 0.8ng/mL），F 3.73μg/dL（参考值：4.0 ～ 22.3μg/dL）。ACTH 55.5pg/mL（参考值：0 ～ 46pg/mL）。血尿常规、肝功能、肾功能、血脂、甲状腺功能检查、胰岛素均正常。盆腔 B 超提示：子宫大小为 2.4cm × 2.2cm × 0.8cm，未见明显内膜样结构，左侧卵巢大小为 2.9cm × 1.3cm，右侧卵巢大小为 3.0cm × 1.8cm。考虑存在原发性肾上腺皮质功能减退，给予"泼尼松"2.5mg，qd；"罗盖全"0.25mg，qd；"协达力（钙片）"0.5mg，bid 口服治疗。2 个月后复查性激素结果回示：FSH 7.7 mIU/mL，LH 8.3 mIU/mL，E2 46.3pg/mL，T 6.8ng/dL，ACTH 39.7pg/mL，F 10.32μg/dL，17-OHP 14.96ng/mL。加用"补佳乐"0.5mg，qd，共 9 个月。考虑到该患者有阴蒂肥大及手术史，说明曾经有过雄激素增加，17-OHP 升高表明有 21-OHD 的可能，但其化验又不符合一般的 21-OHD，结合其临床表现，考虑细胞色素 P450 氧化还原酶缺乏（P450 oxidoreductase deiciency，PORD）不排除，故行 *POR* 基因检测，提示存在 457 位精氨酸变成组氨酸的杂合突变。2014 年 6 月开始给予生长激素 5U，皮下注射，qd，共 7 个月，身高从 146cm 长到 153cm。2014 年 12 月复查 FSH 0，LH 0，E2 111.4pg/mL，T 0，P 30.52ng/mL。双侧乳房发育Ⅳ级，故停用"补佳乐"，余治疗同前。2013 年 2 月 6 日出现下腹部疼痛，呈间断性刺痛，从无月经来潮。2015 年 2 月查性激素：FSH 12.4 mIU/mL，LH 29.57 mIU/mL，E2 35.3pg/mL，T 35.58ng/dL，P 22.22ng/mL，ACTH 23.9pg/mL。2015 年 2 月就诊于妇科内分泌门诊，妇科检查：外阴阴蒂整形术后，小阴唇有粘连，尿道、阴道分别开口；阴道探针可探入 8cm，窄小；肛查：可触及小子宫 2cm×1cm×1cm，脐旁似可触及一个 6cm 囊性包块。超声检查：膀胱后条状低回声 3.4cm×3.1cm×1.2cm，幼稚子宫不除外，其右后方见无回声 8.9cm×7.3cm×3.6cm，内见分隔，边界尚清。左侧脐旁见另一无回声 9.2cm×6.3cm×4.2cm，内见分隔。CDFI：未见明确血流信号。CT：膀胱上方囊性病变 8.3cm×6.4cm，考虑良性病变，子宫显示欠清，盆腔积液。2015 年 3 月转入妇科门诊就诊，查肿瘤标志物正常，为行进一步手术治疗收入院。入院诊断：①盆腔包块；② CAH；③幼稚子宫；④阴蒂缩短术后。于 2015 年 4 月在全麻下行腹腔镜探查术，术中见幼稚子宫，左侧卵巢多房囊肿 8cm，左侧输卵管外观正常。右侧卵巢多囊样外观，大小 4cm×4cm，右侧输卵管外观无异常。遂行左卵巢囊肿剔除术，剔除组织送病理，结果回示：卵巢黄素化滤泡囊肿。术后给予"氢化可的松"10mg，qd；"协达力"0.5mg，bid；"骨化三醇胶丸"一片，qd；"克龄蒙"一片，qd，口服治疗。2015 年 8 月门诊随诊，乳房有增大，已来月经，但量少，复查盆腔 B 超，无囊肿复发。

90. 外源性雄激素过多导致外生殖器发育异常

　　外源性雄激素过多导致外生殖器发育异常并不多见，若母亲于孕期因先兆流产或其他原因，包括期望生男孩，而服用有雄激素活性的孕激素类药物或合成雄激素，如炔诺酮、异炔诺酮或甲基睾酮等，造成女性胎儿外生殖器男性化。此类患者出生后外生殖器可能性别难辨，但出生后阴蒂不会继续长大，查性激素为正常女性水平，染色体为 46,XX，结合孕期服药病史，可明确诊断。

　　生殖器男性化的程度与孕期用药时间、剂量、持续时间与用药种类有关。生殖隆起的融合与用药的时间有关；孕 12 周前用药可出现阴囊融合，孕 12 周后用药可能仅表现为阴蒂增大。阴蒂增大与用药持续时间有关，一般阴蒂增大需用药一段时间。孕早期应避免使用有雄激素活性的合成孕激素类或雄激素类药物。

此外，要进行优生优育的宣传教育，对孕妇、家属及医生均应进行产前用药教育和培训，尤其是胚胎早期用药要慎重，防止此类疾病的发生。

91. 【病例：孕期用药导致外生殖器性别模糊】

13 岁，社会性别男性，自幼发现阴茎短小，阴囊融合，囊内无性腺，出生后阴蒂没有继续长大，查性激素为正常女性水平，染色体为 46,XX，B 超检查有子宫和阴道，追问病史，发现该患者母亲想生男孩，在孕 40 天～ 4 个月期间服用甲基睾酮 10 ～ 15mg/d，共 1000 ～ 1500mg，造成外生殖器男性化（图 34）。

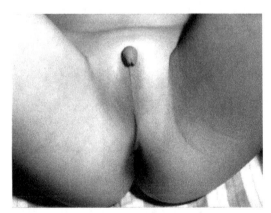

13 岁，社会性别男性，外生殖器阴蒂增大，大阴唇融合，
母亲早孕期服甲基睾酮，染色体 46,XX。

图 34 孕期用药导致外生殖器性别模糊（彩图见彩插 15）

92. 17α- 羟化酶缺乏导致先天性肾上腺皮质增生的发病机制

多种酶的缺乏可导致雄激素合成不足，如 20，22 碳链酶；3β 羟类固醇脱氢酶；17α- 羟化酶；17，20 碳链酶与 17β 羟类固醇脱氢酶。前二者缺乏的新生儿出生后均早期夭折，后三者除表现为雄激素缺乏外尚有相应的肾上腺激素分泌不足，其中以 17α- 羟化酶不足较为多见。

细胞色素 P450 17α 酶（简称 P450 17α）是肾上腺皮质、性腺甾体激素合成所必需的关键酶之一，它属于混合功能氧化酶类，由 508 个氨基酸组成，兼有 17α- 羟化酶和 17，20 裂解酶两种活性。前者催化孕烯醇酮和孕酮（progesterone，P）转变为 17α- 羟孕烯醇酮和 17α- 羟孕酮（17αP），后者使 17，20 位碳链裂解，形成雌激素的前体，即去氢表雄酮（dehydroepiandrosterone，DHEA）和雄烯二酮。在肾上腺，P 和 17αP 经 21 位、11β 位、18 位羟化，各形成 11 去氧皮质酮（DOC）等盐皮质激素和皮质醇。

细胞色素 P450c17（cytochrome P450c17，*CYP17*）是编码 P450 17α 酶的基因，它位于 10 号染色体 q24.3 区，全长 5.7kb，含 8 个外显子。P450 17α 酶（即 17α 羟化酶和 17，20 裂解酶）缺乏症（17 alpha-hydroxylase / 17，20-lyase deficiency，17-OHD）是 *CYP17* 基因突变引起的一种常染色体隐性遗传性疾病。临床患病率约为 1/50 000。

17α- 羟化酶存在于肾上腺和性腺，此酶缺乏（17-OHD）时

17α- 羟化酶作用受阻，肾上腺合成皮质醇、睾酮和雌二醇及其他相应的代谢产物明显减少。性腺内缺乏 17α- 羟化酶时性激素合成受阻，46,XY 男性患者睾酮、脱氢表雄酮和雄烯二酮合成受阻，导致患者缺乏男性化特征。46,XX 女性患者的雌激素合成缺乏，无女性第二性征。

皮质醇低时 ACTH 增多，不需 17α- 羟化酶参与生物合成的激素，如 11 去氧皮质酮、皮质酮和 18 羟皮质酮均明显升高，它们均有保钠排钾的作用，可出现高血压、低血钾。此酶基因现定位于 10 号染色体，常染色体隐性遗传，有家族遗传倾向。

93.【病例：完全型 17α- 羟化酶缺乏】

21 岁，社会性别女性，因青春期无乳房发育而就诊。家中第三胎，足月顺产。自幼发育正常，皮肤色深，青春期无发育。自幼体力差，易感冒、发热。14 岁患"慢性肾炎"，发现高血压（130 ～ 180）/（80 ～ 130）mmHg，间断服用降压药，效果差。有家族史。人工周期一周期，有少量出血。21 岁来我院就诊。查体：身高 163cm，体重 50kg，血压 180/130mmHg，双乳房发育 I 级，无腋毛，无阴毛，阴蒂不大，大小阴唇发育差，处女膜可见。阴道口和尿道口分开，肛查子宫 2 cm × 3 cm × 3cm。双附件阴性（图 35）。性激素检查：FSH 143.5IU/L，LH 63.82IU/L，PRL 939.5mIU/L，E2 10.27pg/mL，P 10.2ng/mL，T 0.31ng/mL，ACTH 62 pg/mL，17-OHP 0.2ng/mL，F 16.1ng/mL。B 超示始基子

宫，双侧可见卵巢样物。血钾 2.21mmol/L。骨龄相当于 14 ～ 16
岁，染色体为 46,XX。诊断完全型 17α- 羟化酶缺乏。予雌孕激
素人工周期可来月经。

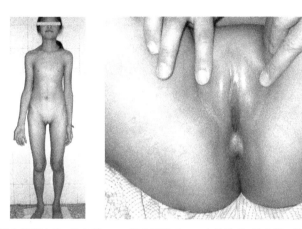

21 岁，社会性别女性，完全型 17α－羟化酶缺乏。A: 女性体型，缺乏第二性征; B: 外阴女性幼稚型，
有阴道、子宫。

图 35　完全型 17α- 羟化酶缺乏（彩图见彩插 16）

94. 17α– 羟化酶缺乏的临床特征

　　患者因缺乏雄激素或雌激素，外生殖器为女性幼稚型，多
按女性生活。46,XY 患者性腺为发育不全的睾丸，性腺可位于盆
腔、腹股沟或阴唇，因胚胎期 MIS 分泌正常，无子宫与输卵管，
阴道呈盲端。46,XX 女性患者的性腺为发育不全的卵巢或条索状
性腺，雌激素合成受阻，有阴道、宫颈、子宫与输卵管，外生殖
器发育幼稚，第二性征不发育。

由于缺乏性激素的抑制，骨骺闭合晚，身材偏高。多数有高血压和低血钾，变异程度较大，抵抗力低，易感冒发烧。北京协和医院曾接诊"亲姐妹"两位患者，均因原发闭经、缺乏女性第二性征发育就诊，检查发现患有严重的高血压、低血钾，平时无不适症状，一位为 46,XX，有子宫、阴道，人工周期可来月经，另一位为 46,XY，没有子宫，有阴道盲端（图 36）。对有家族性表现的患者，其亲属在未来的妊娠过程中，应创造条件进行产前诊断，及早发现疾病。

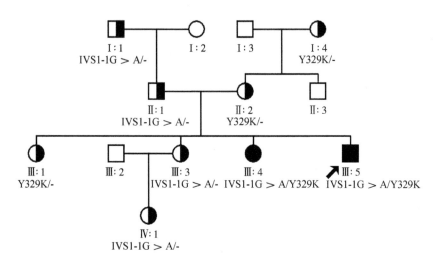

基因检测发现内含子 1 有一个核苷酸的替换（IVS1–1G > A），外显子 6 上有一个插入缺失
（TAC329AA）。

图 36 17α- 羟化酶缺乏家系

95. 17α- 羟化酶缺乏的实验室检查

17α- 羟化酶缺乏患者睾酮和雌二醇水平低下，对 HCG 刺激试验无反应，FSH 和 LH 增高。皮质醇水平低下，ACTH 刺激试

验反应不良。17α- 羟化酶缺乏，其前体物质孕酮和孕烯醇酮及代谢产物孕二醇均增多，血钾低，醛固酮与肾素降低。骨龄落后，骨密度低。

96. 17α- 羟化酶缺乏的诊断与鉴别诊断

临床遇到有高血压、低血钾及原发闭经、性激素低下、第二性征不发育的患者应考虑 17α- 羟化酶缺乏的可能，并进一步证实。

17α- 羟化酶缺乏，性染色体为 46,XY 者应注意与单纯性腺发育不全、完全型雄激素不敏感综合征鉴别（表5）。应注意与其他原因引起的高血压和低血钾鉴别，如使用利尿药、肾动脉狭窄、恶性高血压、失钾性肾炎、11β- 羟化酶缺乏等。部分型 17α- 羟化酶缺乏应与部分型雄激素不敏感综合征、5α 还原酶缺乏等鉴别。

97. 17α- 羟化酶缺乏的治疗

对 46,XY 的 17α- 羟化酶缺乏患者需切除发育不全的睾丸，以防治肿瘤的发生；46,XX 的患者不需手术。内科治疗需用糖皮质激素替代治疗，如地塞米松、泼尼松等，用药后血压下降，血钾上升，用药方法同 21- 羟化酶缺乏。血压控制不满意的，需长期使用降压药物。患者青春期后需行雌激素替代治疗，以促进女性第二性征的发育，并防治骨质疏松症。有外生殖器性别模糊的应进行外生殖器整形。

98. 部分型 17α- 羟化酶缺乏

近年来，发现更罕见的部分型 P450 17α 缺乏症，包括 46,XX 型和 46,XY 型，临床特点又有不同。

"部分型"与"完全型"P450 17α 酶缺乏症的主要不同点是 "部分型"患者具有一些雌激素或雄激素的功能。46,XX 部分型 17-OHD 患者乳房可有不同程度的自动发育、有稀少性毛、稀少 月经或继发闭经，血压可以不高，血钾可以不低，17α- 羟孕酮浓 度正常或明显增高；46,XY 患者可有一定程度的男性化表现，如 阴蒂肥大、外生殖器性别不清等，同时有乳房发育。

女性表型、外阴幼女型或性别不清、性毛稀少，伴不同程度 乳房发育，或出现反复发作的卵巢囊肿和性腺功能不足，合并或 不合并高血压、低血钾，应考虑到部分型 P450 17α 酶缺乏症。"部 分型"46,XX 患者因原发或继发闭经或月经稀少、不育就诊于妇 产科时，易与单纯性腺发育不全、卵巢早衰混淆。持续高孕酮血 症是本症的特点之一。现经过辅助生殖技术，有生育可能。

临床上检查血 6 项生殖激素浓度应是常规，但因主观认为 不可能排卵而不查孕酮，或虽已检查却对高孕酮结果未加重视而 引起漏诊。实际上本症患者血睾酮、雌二醇浓度低下，卵巢不可 能排卵，应想到类固醇合成酶缺陷引起的高孕酮，进一步检查肾 上腺功能即可明确诊断。46,XX 患者多反复出现双卵巢无回声区似多囊卵巢，但血生殖激素结果明确提示不是多囊卵巢综合征，最可能的原因是高孕酮引起的多发性黄素化囊肿。此外，46,XY 单纯性腺发育不全与本症不同处为有子宫，人工周期治疗有撤退出血。

本症 46,XY 患者有外生殖器性别不明时，应与部分型雄激素不敏感综合征（unsafe androgen insensitivity syndrome, IAIS）、21- 羟化酶缺乏症（21-OHD）鉴别。IAIS 患者血睾酮多在正常男性水平，血压、ACTH、17α- 羟孕酮、K 皆正常。21-OHD 46,XX 患者有明显男性化征，46,XY 者有男性假性性早熟征；两者血孕酮、17α- 羟孕酮、睾酮皆升高，骨龄提前。主诉高血压时，应与原发性醛固酮增多症、嗜铬细胞瘤鉴别，此两种病皆无性腺功能低下，前者肾上腺 CT 常可见占位病变，后者儿茶酚胺及大血管影像检查异常。

99. 【病例：46,XX 部分型 17-OHD】

19 岁，未婚，发现高血压 [（140 ～ 160）/（110 ～ 120）mmHg] 于 2000 年 8 月就诊于内分泌科。月经 12 岁初潮，周期 1 ～ 8 天 /15 天 ～ 6 月。查体：身高 160cm，乳房Ⅲ级，阴毛Ⅱ级，无腋毛。外阴幼女型，子宫小（图 37）。B 超声检查：卵巢分别见到左侧 4.8cm×5.6cm、右侧 6.2cm×4.2cm 无回声区，内有分隔。骨龄 16 ～ 17 岁。血清雌二醇（E2）80pmol/L、睾酮（T）0.4nmol/L、钾（K）3.39 mmol/L、肾素活性（PRA）0

ng/（mL·h）、24 小时尿游离皮质醇（UFC）9.5μg/24h 低下，LH 15.8IU/L、FSH 14.6IU/L、P 62.3nmol/L、醛固酮（ALDO）32.8 ng/dL、ACTH 446 pg/mL、17αP 5.1ng/mL 增高。ACTH 试验 17αP 无反应。查染色体为 46,XX，CT 显示双肾上腺增厚，左侧有结节。诊断为 46,XX 部分型 P450 17α 酶缺乏症。2000年 10 月起予地塞米松 0.75～0.375mg/d 治疗，1 个月后血压、ACTH、17αP、ALDO、LH、FSH 皆下降，血 K、PRA 皆升高，但 P 不降，E2、T 不升。无月经来潮。B 超显示双卵巢无回声区不消失，直径各为 2.0～4.5cm、2.5～5.3cm。考虑与全身疾病无关。于 2001 年 8 月行双卵巢囊肿剔除术，病理检查左侧浆液性囊腺瘤，右侧黄素化囊肿。术后仍无月经，B 超双卵巢无回声区复现，直径 4.9cm、4.7cm。血性激素测定无改善。曾用戊酸雌二醇 1mg/d，20 天无撤退出血。2002 年 1 月起间断服妈富隆有

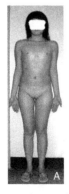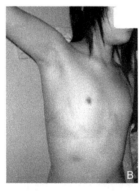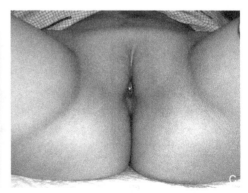

19 岁，A：女性体型，乳房Ⅲ级，阴毛Ⅱ级，腹部见开腹囊肿剔除术后手术疤痕；B：无腋毛；C：外阴幼女型。

图 37　46,XX 部分型 17-OHD 患者（彩图见彩插 17）

撤退出血，血 P 略降低，但低 E2、低 T 不变，卵巢无回声区缩小。2004 年 4 月因血脂、胰岛素升高停妈富隆，加降脂药，停口服避孕药后，囊肿复发，再次使用口服避孕药，囊肿消失，月经仍稀少或闭经，继续间断服妈富隆。

100. 【病例：46,XY 部分型 17-OHD 】

29 岁，社会性别女，未婚，因外生殖器性别不清、原发闭经于 2004 年 12 月就诊于妇科内分泌。患者出生时阴蒂大，17 岁乳房自动发育。发现血压高 4 个月，（160 ～ 180）/110 mmHg。查体：身高 165cm，无胡须及喉结，乳房 V 级，阴毛、腋毛稀少。阴蒂 3cm×1.5 cm×1.5cm，尿道开口于会阴体，右阴唇和左腹股沟可触及囊块，直径各 2.5cm、2cm，可还纳，无子宫及阴道（图 38）。血 E2 在女性早卵泡期水平、T 低于男性水平但高于女性水平，LH 14.1 IU/L、FSH 28.2 IU/L、P 26.7nmol/L 增高。17-OHP 9.31ng/mL、PRA 62.1 ng/（mL·h）增高，K 3.09 mmol/L 略低。ACTH 未测，血皮质醇、ALDO 正常。肾上腺 B 超阴性。查染色体为 46,XY，诊断为 46,XY 部分型 P450 17α 酶缺乏症。2005 年 1 月行双睾丸切除、腹股沟内口修补、阴道及阴蒂再造术。病理报告纤维变性的睾丸、附睾、精索。术后补充泼尼松、倍美力。血压很快恢复至正常。

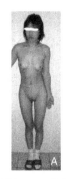
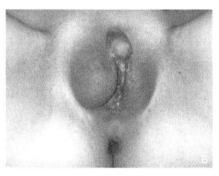

29 岁，社会性别女，A：身高 165cm，无胡须及喉结，乳房 V 级，阴毛、腋毛稀少；B：阴蒂 3cm×1.5 cm×1.5cm，尿道开口于会阴体，右阴唇和左侧腹股沟可触及囊块，直径各 2.5cm、2cm，可还纳至腹腔。

图 38　46, XY 部分型 17-OHD 患者（彩图见彩插 18）

101. 异位肾上腺组织

异位肾上腺组织并非罕见，主要见于靠近肾上腺的腹膜后，也较常见于肾脏、睾丸、精索、附睾、阴囊。此外，在颅脑、脊柱、肝、胆、胰、胎盘、阑尾、横结肠、阔韧带、卵巢、腹膜、疝囊、肺部和心包膜等部位也有报道。多无功能且无明显症状，于手术治疗时才在手术部位意外发现。无病变的异位肾上腺组织表现为黄色圆形或卵圆形结节，与周围组织界限清晰，直径 1～5 mm。病理上应与发育不良的曲细精管、透明细胞转移肿瘤、脂肪母细胞瘤等相鉴别。一旦发现应予以完整切除，但无须术中常规探查。

肾上腺组织异位于性腺多见于小儿泌尿外科手术，有报道至少 50% 的新生儿和婴儿可发现异位肾上腺组织。由于正常肾上腺的存在，随着年龄的增长绝大多数异位肾上腺组织将发生萎缩直至消失，只有少数得以残留，又被称为副肾上腺组织（accessory adrenal tissue）或肾上腺残余（adrenal rest）。异位肾上腺大多数只有皮质成分，少数有皮质又有髓质，同原位肾上腺一样有增生或肿瘤的可能，因而如术中发现异位的肾上腺成分应同时切除。

肾上腺组织异位原因，目前较为认可的为胚胎缺陷学说：肾上腺发生于生殖腺附近，由共同原基形成。其皮质由位于后腹壁肠系膜根部与尿生殖嵴之间的间皮细胞群发生而来，而髓质由交感神经嵴衍生而来。随着髓质细胞向皮质区域迁移，肾上腺组织的碎片，尤其是肾上腺皮质的碎片可能被分裂开来。大多数碎片停留在正常肾上腺附近，少数与尿生殖嵴关系较为紧密的碎片则可能随着性腺迁移而异位。器官培养研究表明，ACTH 反应性细胞存在于生殖腺／中肾的边界，同时肾上腺类固醇细胞可以转移到 XY 性腺。

102. 肾上腺生殖综合征发病率差异大

肾上腺皮质增生症合并睾丸肾上腺残余肿瘤（testicular adrenal rest tumour，TART），又称为肾上腺生殖综合征，自从 1940 年报道以来陆续增多，发病率差异大，介于 0 ～ 94%。正常儿童性腺内肾上腺残余组织 1 岁左右自然退化，肾上腺皮质增生症患者在控制不佳时，ACTH 和血管紧张素 II 增高，可能会刺激这些残余细胞增生，发生肾上腺残余瘤。年龄越大，肾上腺皮质增生症控制越差，TART 发病率越高。临床医生和病理医生应提高异位肾上腺组织的认识和加强对其诊治，一旦发现应予以切除并严密随诊。

与男性患者经常出现睾丸肾上腺残余肿瘤不同，在女性中卵巢肾上腺残余肿瘤（ovarian adrenal rest tumor，OART）罕见。除卵巢外，也发现卵巢旁／附件区可存在肾上腺残余肿瘤。这些肿瘤难以通过影像学来识别，大部分是在外科手术或尸检中发现的。研究人员通过氟（^{18}F）脱氧葡萄糖 – 正电子发射计算机断层扫描／计算机断层扫描（^{18}FDG-PET/CT）成像在 3 例女性中定位了残余肾上腺组织，病因似乎与 ACTH 持续升高有关。但对身体健康、用药影响不大。

有学者认为，Wnt4 可能是 TART 及 OART 发病率差别的原因之一。女性性腺发育过程中需要 Wnt4 阻止合成类固醇细胞从中肾迁移至发育中的卵巢，抑制 CYPl7A1（cytochrome P450 17A1，细胞色素 17A1）及 HSD3B2 酶（type 2 gene of 3β-hydroxysteroid dehydrogenases，3β 羟类固醇脱氢酶 2 型）的活性，抑制异位类固醇合成。因而对肾上腺原基细胞发育为 OART 或迁移至卵巢性腺均有抑制作用，仅当女性患者在 ACTH 的刺激下，且 Wnt4 的抑制作用不足才可发生 OART，因而发病率低。此外，因为很少在年轻的女性患者中切除不发育的性腺，因此发现 OART 的机会更低。

103. 5α 还原酶缺乏是一种家庭性常染色体隐性遗传病

男性外生殖器的分化与发育依赖于靶器官内的 5α 还原酶将循环的睾酮转化为双氢睾酮。5α 还原酶有两个同工酶（5α 还原酶 I 和 5α 还原酶 II），分别有 2 个不同的基因编码。5α 还原酶缺乏是由于基因组中 II 型酶基因缺损，导致 II 型 5α 还原酶的缺乏。在胚胎发育过程中，尽管 46,XY 患者性腺是睾丸，睾酮分泌和作用正常，缺乏 5α 还原酶 II，外生殖器仍不发育，出生时外生殖器多为女性表现，阴道为盲端，无子宫，中肾管分化良好，前列腺不发育。5α 还原酶缺乏是一种家族性常染色体隐性遗传病。患者分布呈现一定的区域性，较为少见。

5α 还原酶缺乏多为部分缺乏，青春期发育时睾酮分泌增多，转化的双氢睾酮亦增多（包括来自 5α 还原酶 I 的转换），男性化改变明显。肌肉发达，音低，睾丸下降，阴茎发育能勃起，阴囊增大、着色、出现皱褶。相反的，前列腺仍不发育，面部无须，颞部发际不退缩，乳房不发育。当睾酮分泌减少，阴茎又萎缩。此病国内虽有报道，但因测定有困难，临床表现亦并不典型。

104. 尴尬而常见的雄激素不敏感综合征

由于雄激素靶器官上的雄激素受体（androgen receptor, AR）出现障碍而导致对雄激素不反应或反应不足而导致多种临床表现，称为雄激素不敏感综合征（androgen insensitivity

Syndrome，AIS）。1953 年 Morris 详尽地描述了该病的临床表现，称此类患者为"睾丸女性化（testicular feminization）"，现已不用此名称。AIS 是一种 X 连锁隐性遗传疾病。雄激素不敏感综合征临床较为常见，占原发闭经的 6% ～ 10%，发病率为出生男孩的 1/20 000 ～ 1/64 000，在儿科有腹股沟疝而手术的"女孩"中，AIS 的发生率为 1.2%。患者的染色体为 46,XY，性腺为睾丸，分泌的睾酮为男性正常水平，但不能发挥或不完全发挥雄激素的作用。

105. 【病例：完全型雄激素不敏感综合征】

25 岁，因原发闭经就诊。自幼按女性生活，12 岁乳房开始发育。18 岁因无月经来潮，就诊于当地医院，诊断"先天性无子宫"。25 岁时左下腹疼痛、下坠感，当地医院予"雌激素"（具体不详），共 9 个月，无阴道出血，无周期性腹痛。后来北京协和医院，查染色体为 46,XY，收入院进一步诊治。患者 14 岁时因"双侧腹股沟疝"行疝修补术，术中怀疑左侧疝内容物为子宫，还纳入腹。结婚 2 年，爱人体健，性生活正常。否认遗传病家族史。查体：女性体型，身高 164cm（图 39），双侧乳腺发育，Prader V 级，但乳头小，乳晕、乳头色素浅，无腋毛。腹平，双侧腹股沟区可见长约 8cm 手术疤痕。女性外阴，无阴毛，阴蒂不大，大小阴唇发育较差，大阴唇内未触及包块，阴道长 8cm，顶端呈盲端，黏膜皱襞正常，未见宫颈，盆检空虚，未触及子宫和包块。外周血染色体 46,XY。入院后行双侧性腺切除术，术后病理显示双侧睾丸。

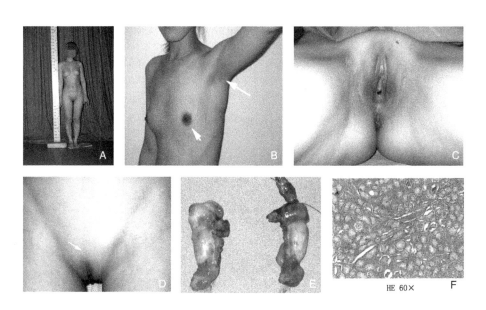

25 岁，A：女性体型，身高 164cm；B：双侧乳腺发育 V 级，乳房乳头小，乳晕、乳头色素浅，无腋毛；

C、D：女性外阴，无阴毛，阴蒂不大，大小阴唇发育较差；E：切除的双侧睾丸（白色组织）；F：病理显微镜下可见睾丸的曲细精管（HE 60×）。

图 39　完全型雄激素不敏感综合征患者（彩图见彩插 19）

106.【病例：部分型雄激素不敏感综合征】

20 岁，社会性别女性，因原发闭经就诊。患者系第二胎足月顺产。出生后外阴即发现异常，按女孩抚养。自述身高较同龄人明显增高。16 岁时因原发闭经于外院 B 超检查：右侧大阴唇上侧及左侧腹股沟实质性占位（考虑双侧睾丸），盆腔内未探及子

宫、附件。性激素检查：FSH 14.13mIU/mL，LH 32.8mIU/mL，
PRL 16.79ng/mL，E2 24pg/mL，T 3.35ng/mL，P 0.34ng/mL。后转
北京协和医院查染色体 46,XY，5 岁时曾因左侧腹股沟疝气行修
补术。检查有喉结，双侧乳房 Tanner II 级，外阴阴毛IV级，阴
蒂增大，4cm×1.5cm×1.5cm，阴蒂上未见尿道开口，双侧"大
阴唇"空虚，但从双侧腹股沟可轻易将肿物推至"大阴唇"内，
均为 3.5cm×3cm×2.5cm，分开"大阴唇"可见尿道、阴道开于
一口，以探针探入约 3cm，后联合高，肛查空虚（图 40）。诊断
部分型雄激素不敏感综合征、腹股沟疝修补术后。在连续硬膜外

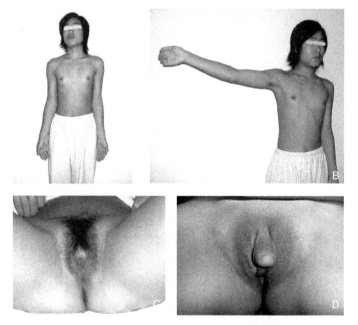

20岁，社会性别女性，A: 有喉结，唇上有胡须、双侧乳房 Tanner II 级；B: 有腋毛；C: 外阴阴毛IV级，
阴毛密，阴蒂增大，双侧"大阴唇"空虚；D: 剔除阴毛后的外阴，更显示阴蒂增大。

图 40 部分型雄激素不敏感综合征患者（彩图见彩插 20）

麻醉成功后行经大阴唇双侧性腺切除术＋保留血管神经的阴蒂整形，术中见阴蒂明显增粗延长，外形类似阴茎，长约 4cm。龟头 1 cm×1 cm×1cm。尿道与阴道为两个独立开口，均开口于前庭。阴道深约 2.5cm，顶端为盲端。会阴体较高。双侧性腺均为 4 cm×3cm，可从腹股沟下推至双侧大阴唇内。

107. 雄激素不敏感综合征的发病机制

受累的雄激素不敏感综合征个体遗传上为男性，因为其核型为 46,XY，有睾丸。患者的血浆睾酮、双氢睾酮与雌激素水平均在男性正常范围。用 HCG 刺激后，雄激素与雌激素水平上升，说明性激素均来自睾丸且反应正常。其病因是雄激素靶器官上的雄激素受体出现障碍而导致雄激素的正常效应全部或部分丧失。

雄激素必须通过雄激素受体才能起作用。雄激素受体是一种配基（雄激素）依赖性转录因子，与糖皮质激素、盐皮质激素、孕激素、雌激素、维生素 D_3 和甲状腺素等受体同属一类，有类似的结构（图 41）。雄激素受体是一种对雄激素有高亲和力的结合蛋白，通过诱导靶基因的转录，而介导睾酮和双氢睾酮的生理效应（图 42）。游离的雄激素受体主要在细胞质，大部分在核周区，主要是在内质网和高尔基体上。雄激素能引起雄激素受体快速和完全地向细胞核内转移。雄激素与受体形成激活的雄激素－受体复合物后，通过雄激素受体的 DNA 结合区与雄激素靶基因附近的雄激素反应元件结合，在靠近转录起始点处形成稳定的前起始复合物，从而促使 RNA 聚合酶Ⅱ的有效转录起动，并与其他转录因子一起通过蛋白质间的相互作用而调节转录。当雄激素受体基因出现改变后，会导致雄激素的作用完全丧失或部分丧失，出现临床表现。

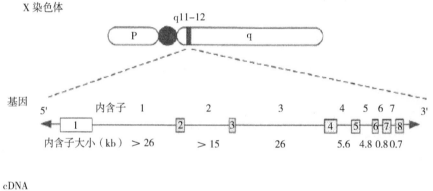

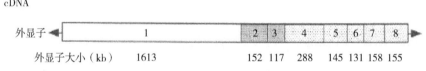

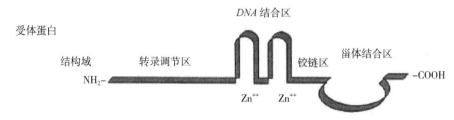

图 41 *AR* 基因在 X 染色体的位点、结构组成与蛋白结构

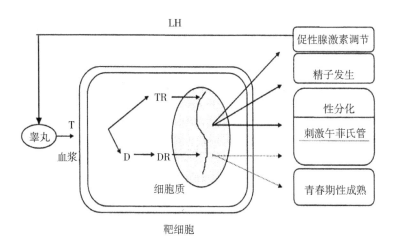

注：T：睾酮；D：双氢睾酮；R：受体。

图 42　雄激素作用机制的示意

108. 雄激素受体结构与改变

雄激素受体蛋白分子量为 110 ～ 114kDa，由 910 ～ 919 个氨基酸组成一单链多肽。由 N 末端、DNA 结合和甾体结合 3 个功能结构域组成（图 41），它们分别有其独特的结构与功能。

（1）N 末端结构域

又称转录激活区，对靶基因的转录起关键作用，是与其他甾体受体差异最大的区域，因此也可能是雄激素受体抗原决定簇区。该结构域的大片段变异，对受体与激素的结合影响不大，但将不能诱导转录相关的酶，极大地影响转录活性。

（2）DNA 结合结构域

含有 2 个锌指结构，这 2 个锌指结构是甾体受体共有的重要结构，它决定雄激素受体与靶基因 DNA 作用的特异性。第一个锌指结构与特异识别激素反应元件有关，激素反应元件位于基因组 DNA 中邻近靶基因的部位。第二个锌指结构富含碱性氨基酸，通过与 DNA 磷酸骨架接触而对稳定 DNA 受体蛋白质起重要作用。激素受体复合物以受体的 DNA 结合结构域识别并与激素反应元件结合后，可刺激转录起始点附近形成起始前复合物并稳定该复合物，从而启动靶基因的转录。该区域是甾体受体中最保守的区域，与糖皮质激素、盐皮质激素、孕激素受体有 80% 的相同序列。

（3）甾体结合结构域

位于蛋白质的 C 末端，受体在此区域与配基接触、亲和。该区域 5' 端尚包括一铰链区，含有雄激素受体核定位信号的大部分信息，该信号在甾体激素受体中高度保守，通过该信号引导受体从细胞质进入细胞核内。雄激素与雄激素受体结合是受体激活的前提，该区域的丢失与变异，将导致受体无法与雄激素结合。

根据雄激素不敏感综合征中雄激素受体的结合力，可以将雄激素不敏感综合征分为 4 类：①受体结合阴性：即缺乏与雄激素的特异性结合，常导致完全型雄激素不敏感综合征；②受体结合下降：即结合的质量正常而受体数量减少，常引起临床部分型雄激素不敏感综合征；③受体结合质量异常，常引起临床部分型雄激素不敏感综合征，包括热不稳定性，受体水平的上调节缺陷，配基与受体的解离加速，对配基结合的特异性下降；④受体结合阳性：即受体结合未发现异常，占雄激素不敏感综合征的 1/10 ～ 1/3。临床可有完全型或部分型雄激素不敏感综合征。绝大多数是甾体结合结构域以外的突变，如编码 DNA 结合结构域的外显子 2-3 区域的氨基酸密码突变而导致氨基酸的替换或部分氨基酸缺失。DNA 结合结构域或 N 末端结构域区域突变的受体，对激素的亲和力可以正常，但却不能刺激靶基因足够的活化。

有时突变导致雄激素受体功能下降，但并非完全丧失，仍表现为完全型雄激素不敏感综合征，应考虑有下列情况：①发育中的胎儿产生内源性雄激素，有雄激素受体突变存在时，是否足以诱导雄激素依赖的男性化？②存在的突变是否也可能影响其他与雄激素刺激基因转录有关因子的作用？③启动子中的激素反应元件（雄激素受体、糖皮质激素受体或孕激素受体的激素反应元件是混杂的）是否是决定雄激素效应特异性的精确雄激素反应元件？

109. 雄激素受体基因与改变

编码雄激素受体蛋白的雄激素受体基因位于 X 染色体长臂上，即着丝粒与 q13 之间（Xq11-12 区），雄激素受体基因总长 75 ～ 90kb，包括 7 个内含子与 8 个外显子，不编码蛋白质的内含子占绝大部分，而编码蛋白质的外显子总长＜ 3kb（图 41）。雄激素受体基因是一单拷贝 X 染色体基因，在 46,XY 个体，由于无等位染色体，其微小突变即可表现出明显的异常。

在基因水平，已发现的雄激素受体基因突变多种多样，包括：

（1）基因缺失型

仅占雄激素不敏感综合征的 5%～10%，包括整个基因或部分基因的丢失或 3 的非整倍数碱基的缺失。

（2）基因点突变型

最为常见，可导致：①形成提前终止密码，导致受体合成不完整，这些截短的受体在与激素的结合和基因转录的激活方面是没有活性的，从而可导致完全型雄激素不敏感综合征。②正常剪切位点（外显子和内含子交界处）发生突变，将引起 mRNA 的拼接异常。③编码氨基酸的点突变引起氨基酸的替换最为常见，约 85% 发生在甾体结合结构域。

（3）基因插入型

3 的非整倍数碱基的插入，将干扰 mRNA 的翻译框架，形成移码突变。

（4）外显子 1 中 CAG 重复序列长度延长或缩短，并且当某突变合并谷氨酰胺串长度异常时出现的雄激素受体异常比单独突变时更严重。

它们可单独存在或共同存在而起作用。目前尚无法从临床表现来估计其基因的改变类型，反之亦然。

此外，某些部分型雄激素不敏感综合征可能存在有体细胞嵌合，即雄激素受体基因的正常型和突变型并存，这可能是某些部分型雄激素不敏感综合征有出乎意料男性化的分子机制。另外，某些临床和内分泌肯定的雄激素不敏感综合征病例，检查雄激素受体基因未能发现异常。其中某些可能是诊断或技术上的失误，但也有一些可能是雄激素受体基因上尚未检测到区域内的缺陷（如启动子区），亦可能涉及性分化的其他基因，或编码调节雄激素受体活性因子的基因，以及靶基因序列本身的突变。

110. 雄激素不敏感综合征患者临床比较常见

临床就诊的性发育异常中，雄激素不敏感综合征患者相对较多，其原因包括：①雄激素尽管是生殖器官的发育所必需的，但其障碍却不是致命的，并不影响个体的存活。②由于雄激素是正常男性表型发育所必需的，其缺陷所导致的性发育异常或生育力异常容易被发现，即使是轻微的缺陷也会使患者主动就医。③由于雄激素不敏感综合征是一种 X 连锁隐性遗传病，杂合子没有临床表现，突变可通过无症状的杂合子女性代代相传，而在半合子的男性将有临床症状，比常染色体隐性突变容易发现（后者一般在纯合状态时，才容易出现症状）。

111. 雄激素不敏感综合征的分类

以往根据临床表现，将雄激素不敏感综合征详细地分为五类，即：①完全型雄激素不敏感综合征；②部分型雄激素不敏感综合征；③ Reifenstein 综合征（会阴阴囊型尿道下裂）；④男性不育综合征；⑤男性化不足综合征。

但仅前三类有明显的性发育异常，故目前临床上根据患者有无男性化表现，将雄激素不敏感综合征患者分为两大类，即：①无明显男性化表现得完全型雄激素不敏感综合征（complete AIS，CAIS）：包括有稀疏阴毛、腋毛的患者。②有明显男性化表现的部分型或部分型雄激素不敏感综合征（incomplete 或 partial AIS，IAIS 或 PAIS）：包括部分型雄激素不敏感综合征和 Reifenstein 综合征，即有阴蒂肥大、外生殖器性别模糊、喉结、小胡须的患者。

112. 雄激素不敏感综合征的临床特征

（1）完全型雄激素不敏感综合征

患者自幼均按女性生活，在婴幼儿期个别患者因大阴唇或腹股沟包块而就诊，行疝修补术时发现疝内容物为睾丸。胚胎期，雄激素不敏感综合征患者睾丸间质细胞分泌的睾酮由于雄激素受体异常而不能刺激午菲氏管发育形成男性内生殖器官；睾丸支持细胞可分泌正常的苗勒氏管抑制因子（MIF 或 AMH），苗勒氏管被抑制而没有阴道上段、宫颈、子宫和输卵管的发育。泌尿生殖窦和外生殖器由于缺乏双氢睾酮的影响，而形成阴道下段与女性外阴。到达青春期后，由于完全缺乏雄激素的对抗影响，睾丸分泌与外周转化的雌激素可导致乳房发育与女性体态。成年后临床表现较为一致，包括原发闭经、女性体型、青春期乳房发育但乳头发育差（男子女性型乳房）、阴腋毛无或稀少、女性外阴、大小阴唇发育较差、阴蒂小、阴道呈盲端、无宫颈和子宫、人工周期无月经。性腺可位于大阴唇、腹股沟或腹腔内。患者常因原发闭经或大阴唇、腹股沟包块就诊。

（2）部分型雄激素不敏感综合征

临床表现范围变化极大，与完全型的主要区别在于有不同程度的男性化，其外生殖器可有多种表现，可从 Prader 分级的 I 型到 V 型。在幼年可表现为阴蒂增大、阴唇的部分融合、单纯的尿道下裂和小阴茎，到达青春期后随着体内雄激素水平的升高，可表现为嗓音变粗、喉结增大、肌肉发达、阴茎增大，同时可有男子女性型乳房发育；也可仅表现为男性不育或有生育能力而男性化不足。

113. 雄激素不敏感综合征实验室检查

青春期前 AIS 患者通常有与其年龄相符的 LH 和睾酮水平，新生儿与幼儿的情况类似，但正常男婴在出生第 6 周时出现的 LH 和睾酮高峰在 AIS 患儿中不出现。青春期后睾丸分泌睾酮增加，由于雄激素受体缺陷，导致睾酮对下丘脑垂体系统的负反馈不足，使 AIS 患者的 LH 水平高于正常男性；FSH 的分泌与正常男性水平相同或升高。升高的 LH 又刺激睾丸分泌更多的睾酮和雌激素。雌激素主要来自睾丸，少量是由雄烯二酮和睾酮在外周组织中经芳香化作用转化而来，由于升高的 LH 增加对间质细胞的刺激，雌激素的产量约为正常男性的 2 倍。因而青春期后 AIS 患者的睾酮和雌激素处在正常高限或升高。HCG 刺激后，有血睾酮和 DHT 的正常增加。但研究发现有近 1/3 的患者可有睾酮水平下降，原因不明。

114. 雄激素不敏感综合征的睾丸病理特征

雄激素不敏感综合征患者典型的睾丸及其附属组织大体标本有 3 种成分：①睾丸常有多个棕黄或白色结节；②一个白色螺纹样坚硬的平滑肌体，融合在睾丸的中线上；③其旁有大小不等的附属囊肿。多数睾丸的间质细胞呈增生状态，曲细精管明显萎缩与僵硬，并被不成熟的支持细胞所充盈，多数无生精现象。< 5 岁的雄激素不敏感综合征患者的睾丸病理生殖细胞数量正常，与未下降的睾丸相同；> 7 岁，则生殖细胞缺乏或仅见少量。

115. 雄激素不敏感综合征的诊断

根据患者的临床特征，结合染色体检查、激素测定、病理结果、外阴皮肤成纤维细胞中雄激素受体与雄激素的结合力测定、雄激素受体基因改变的检测和性腺病理可明确诊断。

（1）病史

按女性生活的患者有原发闭经，可有腹股沟或阴唇内包块，部分患者出生后有外生殖器性别模糊，到达青春期后有阴蒂增大或男性化表现。按男性生活的部分型雄激素不敏感综合征患者，到达青春期后有乳房发育（男子女性型乳房）。

（2）体征

完全型雄激素不敏感患者表现为女性体型，青春期有男子女性型乳房发育，阴腋毛无或稀少，女性外阴。部分型雄激素不敏感除有完全型雄激素不敏感的特征外，主要是有不同程度的男性化，外生殖器从阴蒂增大、有部分阴唇融合，到会阴阴囊型尿道下裂伴隐睾和小阴茎，青春期有阴腋毛的发育，可有喉结增大、肌肉发达等。

（3）体检

完全型雄激素不敏感综合征成年患者，身高正常或高于女性的平均身高，有男子女性型乳房发育，阴腋毛无或稀少，女性外阴，大小阴唇发育较差，阴道呈盲端，无宫颈和子宫。性腺可位于大阴唇、腹股沟或腹腔内。部分型雄激素不敏感综合征成年患者，除有完全型雄激素不敏感综合征的部分特征外，有不同程度的男性化表现，如喉结增大、肌肉发达等，有阴腋毛发育、外生殖器性别模糊，可有阴蒂增大、阴唇融合、会阴体抬高、尿道下裂、小阴茎等。

（4）辅助检查

①染色体检查：性染色体为 46,XY。②性激素测定：雄激素不敏感综合征患者通常有与其年龄相符的 LH 和睾酮水平。青春期后雄激素不敏感综合征患者的睾酮和雌激素处在男性正常高

限或升高。LH 水平常高于正常男性，FSH 的分泌与正常男性水平相同或升高。③ HCG 功能试验：HCG 刺激后，血睾酮和双氢睾酮升高，是诊断雄激素不敏感综合征的必要条件，尤其在部分型雄激素不敏感的鉴别诊断中非常重要。④超声检查：腹部超声常显示无宫颈和子宫，但可能有苗勒氏管遗迹回声，常有性腺回声，性腺可位于大阴唇、腹股沟或腹腔内。⑤外阴皮肤活检：测定外阴皮肤成纤维细胞中雄激素受体与雄激素的结合力是确诊雄激素不敏感综合征的基本方法，现仍是测细胞水平确诊雄激素不敏感综合征的方法。通常在完全型雄激素不敏感患者中没有特异的雄激素结合。相反，在部分型雄激素不敏感综合征有可检测到的结合，但存在质量异常，如结合的亲和力下降、结合的热不稳定性，以及解离动力学增加等。⑥外周血：雄激素受体基因改变的检测与分析可达到分子水平的诊断。

（5）病理检查

性腺为睾丸，组织学上，在青春期前很难与正常区别。青春期后，曲细精管呈结节状，曲细精管内仅有支持细胞，精原细胞稀疏散在，缺乏生精现象。间质细胞增生，趋向于形成腺瘤样聚集。

116. 雄激素不敏感综合征的鉴别诊断

完全型雄激素不敏感综合征需注意与 46,XY 单纯性腺发育不全和 46,XY 17α- 羟化酶缺乏鉴别，这三种疾病的性染色体虽均为 46,XY，但均没有雄激素的作用，故均为女性表型，均有原发闭经、腋毛、阴毛无或稀少、女性外阴。但它们各有自己的特征，如完全型雄激素不敏感综合征的雄激素水平是正常的，46,XY 单纯性腺发育不全人工周期可有出血，46,XY 17α- 羟化酶缺乏有特异的高血压和低血钾等（表 5）。

部分型雄激素不敏感综合征临床表现变化范围极广，目前发现某些雄激素不敏感综合征有睾酮低下的问题，所以应当注意与各种雄激素作用不全的疾病鉴别，包括 5α 还原酶缺乏、间质细胞肿瘤发育不全和各种影响睾酮合成的酶缺乏（表 8）。HCG 刺激试验有助于部分型雄激素不敏感综合征的鉴别诊断，HCG 刺激后：①睾酮和双氢睾酮均明显升高提示睾丸合成雄激素的能力正常，常见于部分型雄激素不敏感综合征。②睾酮明显升高而双氢睾酮无改变，睾酮 / 双氢睾酮之比明显上升时提示 5α 还原酶缺乏。③睾酮水平无改变，但雄烯二酮和雌酮明显上升时为 17β- 羟类固醇脱氢酶缺乏。④睾酮及其前体物均无改变时为间质细胞发育不良。但一个不足的 HCG 刺激反应不能除外雄激素不敏感综合征，一个 LHRH 刺激试验可能对评价可疑的雄激素不敏感综合征少年有用。

117. 雄激素不敏感综合征的治疗

雄激素不敏感综合征的患者可结婚，不能生育。发育不全或位置异常的睾丸容易发生肿瘤已成为共识。1981 年 Scully 总结 AIS 睾丸发生肿瘤的危险性为 6% ～ 9%。北京协和医院资料显示肿瘤的发生率为 13.3%，恶变率为 26.67%。雄激素不敏感综合征患者发生的肿瘤可分为生殖细胞肿瘤和非生殖细胞肿瘤两大类。生殖细胞肿瘤恶性程度较低（如原位癌），偶尔为精原细胞瘤。生殖细胞肿瘤恶变的危险随年龄增加而增加，20 岁时恶变率为 3% ～ 5%，50 岁时可达 30%。非生殖细胞肿瘤包括支持细胞肿瘤和间质细胞肿瘤，最常见的是腺瘤，其中支持细胞腺瘤最为常见。雄激素不敏感综合征患者手术切除性腺后，需行雌激素替代疗法，不需要加用孕激素。

在 CAIS 中，因其女性化程度高，无男性化表现，只需切除双侧性腺并行疝修补术即可按女性生活。IAIS 需根据外生殖器畸形的程度决定性别的选择，按女性生活的 IAIS 需切除双侧性腺，必要时行外阴整形或阴道成形术；按男性生活的 IAIS 则需行隐睾纠正和外生殖器整形。Migeon 等提出如果 IAIS 的诊断是基于分子水平的，因多数患者对常规剂量的雄激素反应不良，建议患者按女性抚养，并行性腺切除和外阴整形，较按男性生活更为适宜。但对有些 IAIS，尤其是雄激素受体结合质量异常和对人工合成的雄激素类似药物有反应的（雄激素受体结合选择性异常），在超生理剂量或改变雄激素类型后，雄激素效应将可达到正常男性水平，Grino 等认为这类患者在新生儿和青春期给予治疗仍可按男性生活。

AIS 诊断明确后，如按女性生活，为预防性腺发生恶变，行性腺切除已被广泛接受，但对于手术的时机仍有争议。Manuel 等用计算机分析，AIS 青春期前发生肿瘤的危险性为 3.6%，因而建议 25 岁后切除性腺，以便女性第二性征更好地发育。然而，也有部分医生提出尽早发现 AIS，尽早手术切除性腺。因为在 AIS 中，最早可在 2 个月的新生儿中发现原位癌，在青春期即有浸润性精原细胞瘤的报告。尽早切除性腺，其优点在于既可以防止或减少患者的心理损伤，又消除了患者不遵医嘱不定期随诊的危险性，从而避免恶性变的可能性。目前建议 AIS 诊断明确后，手术的时机和方式应根据患者的社会性别、AIS 的类型、睾丸的部位和外生殖器畸形的程度决定。

118. 雄激素不敏感综合征的预防与产前诊断

AIS 为 X 连锁隐性遗传，对一个女性携带者而言，其 46,XY 后代中患 AIS 的可能性为 1/2；其 46,XX 后代中有 1/2 是携带者。重要的是发现该突变的杂合子携带者，以便遗传咨询。目前利用分子生物学的方法，包括 PCR-SSCP 分析、外显子 1 中 CAG 重复序列的长度多态分析和限制性酶切片段长度多态性分析等，可以对家族性 AIS 进行准确的遗传分析。对有 AIS 家族史者，可进行无创产前 DNA 检测、产前绒毛或滋养细胞组织活检 DNA 分析。对高龄孕妇或有遗传病史或高危妊娠因素的孕妇，进行羊水穿刺确定胎儿性别为 46,XY 而 B 超声检查发现外生殖器为女性表型时，应高度怀疑 AIS 的存在，并做进一步的检查，通过此方法最早可在孕 16 周发现 AIS。

119. 雄激素不敏感综合征的长期管理

雄激素不敏感综合征患者在明确诊断和性腺切除术后仍会面临许多问题，包括阴道发育不良、骨质疏松和心理咨询等，均应予以重视。阴道发育不良可能会因影响性生活质量而导致患者出现焦虑和自卑，因此对雄激素不敏感综合征患者应在青春期后给予适当的解释和辅导，并进行阴道长度的测量，对于阴道过短的（< 5cm）可进行适当的治疗，包括阴道再造整形术或阴道顶压法，目前以后者应用最多，效果最好。近来的研究发现，雄激素不敏感综合征患者，尤其是完全型患者，由于缺乏雄激素对骨骼的保护作用，在性腺切除前，已有不同程度的骨量减少或骨质疏松，性腺切除后会继续加重。故对性腺切除后的雄激素不敏感综合征患者应进行激素替代治疗，除维持女性性征外，对防治骨质疏松亦有重要意义；并需要加用其他改善骨密度的治疗，如二磷酸盐、氟化物等。此外，对雄激素不敏感综合征患者的心理治疗也非常重要。对雄激素不敏感综合征患者须格外注意心理治疗和保护。通常患者应当被告知闭经、不育和恶变的危险及性腺切除的必要性。一般情况下对基因核型的问题仅在患者坚持要求知道染色体分析结果时才予以告知。

120. 雄激素不敏感综合征与其他疾病的相关性研究

Kennedy 氏病是一种少见的 X 连锁遗传的运动神经元疾病，在成年男性中发病，其特征是进行性肌肉萎缩和无力。约半数在 30 岁后出现乳房发育，睾酮正常，雌激素和 LH 升高。在脊髓前角细胞可出现萎缩退化的病理改变。Maclean 报道的 6 例 Kennedy 氏病中有 5 例患者培养的外阴皮肤成纤维细胞中雄激素受体结合力显著异常。基因分析发现本病中外显子 1 中 CAG 明显延长，其病情严重程度与延长的片段存在正相关，但亦有不支持这一观点的结果。

在一些前列腺癌患者中发现有雄激素受体基因的突变，提示前列腺癌的发生和发展与雄激素受体基因的突变存在一定的相关关系。雄激素受体基因的突变在前列腺癌中，可引起肿瘤细胞发展，其原因可能是雄激素丧失了对雄激素受体的转录调控。雄激素受体突变导致甾体结合结构域的特异性发生改变，突变后的雄激素受体不仅有可能被肾上腺来源的雄激素激活，也可能被抗雌激素药物、孕激素和雌激素激活。但前列腺癌中雄激素受体基因的突变并不常见，提示雄激素受体基因突变在前列腺癌中的作用尚远未搞清楚。

在部分型雄激素不敏感综合征的男性中，最常见的表现是青春期男子女性乳房发育，其中部分可能出现恶变。有报道在此类乳腺癌患者中，发现有雄激素受体基因的突变。其原因可能是突变的雄激素受体获得了与雌激素反应元件结合的能力，进而激活了雌激素调节的基因，并且突变的雄激素受体使男性失去了雄激素对乳腺癌的预防和保护效应。

近年来发现原发性或继发性 Sjogren 综合征的妇女存在雄激素的作用异常。Sjogren 综合征是一种慢性炎性自身免疫性疾病，尤其常见于老年妇女，其特征是眼睛、口腔黏膜干燥，并有受累组织淋巴浸润，常合并类风湿关节炎。睑板腺是眼睑的一种皮脂腺，可分泌脂肪润滑眼睑。研究发现睑板腺是雄激素的靶器官，雄激素可调节睑板腺，可调节脂类的产生。雄激素受体的功能异常可显著改变睑板腺分泌的中性和极性脂类中多种类型脂肪酸的分子形态，尤其是极性脂肪酸的分泌，造成眼干、口干。

121. 外生殖器性别不清的分类

外生殖器性别不清将影响正确的性别确定，是性发育异常常见的表现和就诊原因，总结发现，从 1976—1996 年，北京协和医院共收治各种性发育异常患者 450 例，其中有外生殖器性别不清共 105 例，占 23.3%。外生殖器性别不清主要与雄激素异常有关，其临床表现多种多样，临床诊断和鉴别较为复杂。根据病因，可将外生殖器性别不清的原因分为三大类：雄激素过多（相对于 46,XX 患者）、雄激素不足（相对于 46,XY 患者）和性腺分化异常（表 9），其中先天性肾上腺皮质增生、部分型雄激素不敏感综合征和真两性畸形最为常见，近年来发现的罕见的有外生殖器性别不清的病种还包括部分型 17α- 羟化酶缺乏和部分型46,XY 单纯性腺发育不全。

表9　105 例外生殖器性别不清的分类（2001）

	病例数（n）	百分比（%）
雄激素过多		
先天性肾上腺皮质增生	55	52.4
早孕期外源性雄激素过多	1	1.0
雄激素不足		
部分型雄激素不敏感综合征	28	26.7
睾丸退化	3	2.9
性腺分化异常		
真两性畸形	13	12.4
45,X/46,XY 性腺发育不全	5	4.8
合计	105	100

122. 外生殖器性别不清的鉴别诊断方法

临床遇到外生殖器性别不清的新生儿时，如诊断不清，应尽快转往有经验的医院以便尽早得以确诊。

应仔细询问孕期用药史及家族史，排除孕期用药导致的外生殖器性别不清。有家族史的常见 CAH、AIS 等。

病史询问过程中应了解相关症状与体征的变化，出生后就有外生殖器异常，以后未再发育，提示孕期有雄激素作用，以后缺乏雄激素作用，见于睾丸退化或妊娠期使用雄激素；出生后就有外生殖器异常，以后继续发育、阴蒂长大，提示体内有继续产生雄激素的来源，常见于先天性肾上腺皮质增生、部分型雄激素不敏感综合征和真两性畸形。

对于外生殖器性别不清的成年人，询问乳房有无发育，发育是自动的、使用性激素后发育的还是整形后出现的？自动发育的，提示体内有产生雌激素的来源，性腺曾经或现在是有功能的；使用性激素后才发育的或是整形才出现的，提示体内缺乏性激素，或性腺不工作。若有乳房发育，且染色体核型为 46,XX，则提示体内有来自卵巢组织的雌激素作用，对诊断先天性肾上腺皮质增生或真两性畸形有提示作用；若染色体核型为 46,XY，则可能为部分型雄激素不敏感综合征。

体检时尤应注意阴蒂的大小、阴唇融合的程度、乳房的发育和性腺的部位。成年患者是否有乳房发育及身高是否正常均有重要的鉴别价值。由于卵巢不降到腹股沟外环以下，因此如果在腹股沟外环以下发现性腺，则性腺绝大多数为睾丸或卵睾。先天性肾上腺皮质增生的卵巢不进入阴囊，有助于鉴别诊断。

若患者的身高 < 150cm，则提示有 45,X 的存在，应高度怀疑 45,X/46,XY 性腺发育不全的诊断。

染色体检查在鉴别诊断中起关键作用，如睾丸退化与早孕期外源性雄激素过多导致的外生殖器性别不清表现几乎一样，染色体核型是唯一的鉴别方法。

此外，测定促性腺激素、睾酮/双氢睾酮、17-羟孕酮、电解质可以协助诊断。人绒毛膜促性腺激素（HCG）刺激试验有助于鉴别 5α 还原酶缺乏、雄激素合成障碍和部分型雄激素不敏感综合征的诊断。地塞米松试验有助于鉴别诊断先天性肾上腺皮质增生。腹部和阴囊超声检查有助于了解生殖器的性质和部位。有条件的可进行 *SRY*、MIS 和 MIS 受体、雄激素受体、5α 还原酶、21-羟化酶和雄激素合成酶的检测和分析，以发现基因的突变，从而了解疾病的分子生物学基础，并可通过分子生物学技术对有家族史的进行产前诊断。

腹腔镜检查和剖腹探查结合病理检查可明确性腺性质，对诊断真两性畸形和其他诊断不明确的疾病具有不可替代的价值。

此外，除性发育异常外，还需注意与分泌雄激素的肿瘤鉴别，此种肿瘤分泌的雄激素水平多显著升高，可通过染色体检查、睾酮测定、盆腔检查、超声和各种影像学检查，以及腹腔镜检查或剖腹探查，确定肿瘤的部位和性质。

123. 外生殖器性别不清婴儿的处理

对于患儿家庭来说，外生殖器性别不清婴儿的出生是一种社会心理突发状况。只有由内分泌专家、遗传学专家和手术医生组成经验丰富的团队进行仔细而全面的评估后，父母全面参与，并在能够提供高级社会心理支持的个体帮助下，才能制订出恰当的治疗计划。

对于患儿父母来说，确定具体诊断前经历的不确定时期是特别困难的时期。对于表现为外生殖器性别不清的较罕见 DSD 类型，这将是一个漫长的过程，因为确诊需要多个诊断性步骤，而且关于这些诊断能够可靠预测结局的现有信息较少。即使提供最佳的教育和支持，患儿父母及其家人在能做出合理和知情的处理决策前，调整自己适应这种诊断期间仍可存在很大压力和困难。

与患者家属讨论的重点，应该是帮助患儿父母认识到虽然外生殖器性别不清不常见，但在生物学上是可以理解的（对于绝大多数患儿来说）。向患儿父母描述生殖器时，可以形容为"未完全成形"或"过度发育"。有益的方法是总结、宣教内外生殖器发育的胚胎学发育特点，包括胎儿发育早期并不确定外生殖器性别，随后向男性或女性典型生殖器方向发育成熟。

一般建议家属考虑推迟发布描述婴儿性别的出生公告，直到家属确定了想要的抚养性别为止。同样，应该在确定诊断和计划抚育性别之后完成出生证明。若诊断明确（如 21- 羟化酶缺乏女孩的男性化），家属便可放心宣布孩子的性别。如果要延迟数日或数月直到完成诊断性试验才能确诊，那么家属将需要咨询和支持才能推迟发布描述孩子的出生性别。

许多家庭会对自己以某种方式造成孩子外生殖器性别不清感到内疚，这一点必须开诚布公地讨论；根据疾病性质的不同决定不同的讨论内容。如果已知儿童存在基因缺陷，则必须描述该缺陷及其表现，以便家属能够了解该病并做出应对，还要全面告知此诊断相关结局的不确定程度。

外生殖器性别不清患儿的家属常希望在评估早期讨论有关远期生育功能和性方面的问题，这些问题应开诚布公地讨论，并且应在家属可理解的范围内及具有此诊断结局相关数据的情况下，在合适的医疗保健团队成员的协助下进行。

初步稳定病情后，应对 DSD 婴儿进行全面评估以确定诊断无误，因为该信息对后续处理具有重要指导意义，还应评估婴儿有无其他可能提示某种 DSD 综合征的非生殖器异常。鉴于 DSD 的诊断复杂性和少见性，应尽可能在 DSD 诊疗经验丰富团队的医疗中心对患儿进行评估和处理。如果无法转诊患儿至 DSD 中心进行评估，应请 DSD 团队会诊，以帮助组织并促进对患儿的处理。

124. 性发育异常患者社会性别的选定

对于某些 DSD，做出社会性别选择和手术的决定十分容易；而另一些 DSD 的处理决策仍困扰着医护人员和家属。应通过存在的性心理健康状况、心理社会健康状况和对社会产生积极影响的能力来判断远期结局。某些情况下，儿童的性别角色行为和性身份可能要到成年早期甚至更晚时才固定。

提供给家属的社会性别指导在很大程度上应基于最可能的成年后性身份，以及成年后性心理功能和心理社会功能的潜力。该决策的考虑因素包括：具体的 DSD 诊断、现有和未来的男性化程度、成年后性功能和生育潜力、可能的性身份，以及家属的期望。在理想情况下，应在仔细评估、确认及咨询后，由知情的家属做出社会性别的决定。对于某些 DSD（如 46,XX 个体的CAH），可以合理预测其性身份，并且通常具有积极的心理社会结局。这种情况下，可以有把握地向家属转告该信息，并且社会性别的决策十分明确。对于存在某种罕见形式的 46,XY DSD 患者，成年后性身份存在变数且难以预测，在这些情况下，应讨论性身份演变的概念，即认识到性身份不能完全在出生时预测，并且可能随着儿童成长而演变。鼓励父母为确定性别提供支持，但要保持足够的灵活性，以便儿童在成熟过程中表现自身的性身份。应和性别结局不明的儿童家属论述这种概念，以帮助决定社会性别和手术，应明白家属将承受抚育外生殖器性别不清儿童的重大负担，也应尊重家属在决定社会性别和手术时机方面的权利及义务。

125. 性发育异常患者手术的决定

以前，多在儿童早期实施手术恢复 CAH 女孩的正常女性解剖结构。手术目标是通过分离阴道与尿道，并在会阴处构建出阴道，来恢复功能性女性解剖结构。现在国际上推荐，所有外生殖器手术都应推迟至患儿年龄大到足以确定自己性身份并能做出关于手术的知情决定时再实施。

推迟手术的优点是能为男性化 46,XX 女性保留选择余地，以应对最终发现这些个体是男性性身份的情况（见于约 5% 的 46,XX CAH 个体）。推迟手术也允许患者自己做出关于手术的知情决定。

推迟手术的缺点是剥夺了父母做出视为对孩子最有利的知情决定权利及义务，其父母可能不希望或不能这样做。而且，评估生殖器手术时机的研究显示，大多数 46,XX CAH 女性及其父母偏好在婴儿期实施手术，或者至少在青春期之前。

此外，如果在较晚时实施生殖器成形术，对患者及其父母来说，青春期面临的难题更多。还没有对照研究比较早期与晚期生殖器手术对心理社会发育、性心理发育或生活质量的影响。所以，必须与患儿父母或照料者充分讨论早期手术的潜在优缺点之后，再决定是否手术及手术时机。如果认为需要在某个时间点采取手术干预，则应仅由技术最好、经验丰富的手术医生施行必要的重建手术。通常应优先考虑功能结局而不是美观效果，因此应注意保留生殖器的神经血管支持。

手术计划应包括与家属明确交流以提出切实的期望，必须与家属细致讨论关于手术干预时机或性质的建议。无论父母或照料者选择早期重建还是晚期重建，都必须充分知情并积极参与决策，并且随着儿童成长至成年，家属和儿童将需要频繁的社会心理支持和医学支持。与孩子分享适合其年龄的信息也是上述处理方法的重要部分。在儿童理解能力范围内逐步、善意地告知其相关信息，能够增强儿童的适应力及参与决策的能力，这在伦理上是必要的。

围绕下列目标组织谈话能够对手术方案有所帮助：①将异常解剖结构重建为正常解剖结构；②保留性功能和性爱感觉；③条件允许时保留生育力；④降低性腺恶变可能；⑤向患者、家属和外科医生提供切实的期望。

126. 要关注性发育异常患者的心理健康与生活质量

作为一类先天性的少见疾病，性发育异常患者和家属将会面临长期的、巨大的心理和身体压力。她们（他们）会因为本人或孩子与他人不一样而感觉困惑、挫败，不愿意与他人交流，不愿意让他人知道自己的情况。有些旁观者也喜欢观察他人的不同，似乎与自己不一样就是"怪物"。

其实性发育异常就是一类普通的疾病，甚至就是一种差异（difference），我们更应该以一种开放、包容的态度去接受、容纳她们（他们），给她们（他们）提供一个宽松、温暖的环境。她们（他们）是生命的宠儿，与她们（他们）一样遭遇的胎儿绝大多数都没有机会来到这个世界，而她们（他们）是幸存者，我们应该给她们（他们）更多的关爱。临床医务人员、社会服务人员要注意保护患者的隐私，不要另眼相待，把她们（他们）的表现与遭遇当作奇闻逸事做宣传，而是要长期关注她们（他们）的心理和身体健康，为她们（他们）提供更好的服务与关心。

参考文献

1. 葛秦生 . 实用女性生殖内分泌学 . 北京：人民卫生出版社，2008.

2. 田秦杰，葛秦生 . 实用女性生殖内分泌学 . 第 2 版 . 北京：人民卫生出版社，2017.

3. 周慧梅，姚凤霞，田秦杰 .8 例含 Y 染色体性腺发育不全患者的 *SRY* 基因分析 . 实用妇产科杂志，2011，27（4）：295-299.

4. 白枫，郭海燕，田秦杰，等 . 雄激素不敏感综合征手术治疗及探查结果分析 . 生殖医学杂志，2010，19（5）：381-384.

5. 丁颖，田秦杰，卢琳 . 孕酮在非经典型 21 羟化酶缺乏症和多囊卵巢综合征鉴别诊断中的作用 . 生殖医学杂志，2010，19（4）：309-312.

6. 周远征，田秦杰，林姬，等 .215 例性发育异常疾病的分类比较研究 . 生殖医学杂志，2009，18（4）：361-364.

7. 田秦杰，林姬，陈蓉，等 . 睾丸退化的临床特征与鉴别诊断—附 5 例临床报告 . 生殖医学杂志，2008，17（3）：178-182.

8. 黄瑜，赵姝，田秦杰 . 真两性畸形 14 例临床分析 . 生殖医学杂志，2013，22

(3)：181-184.

9. 田秦杰，张以文，陆召麟，等.部分型 17α 羟化酶 /17, 20 裂解酶缺乏症六例报道及分析.中华妇产科杂志，2007，42（10）：670-674.

10. 金利娜，田秦杰，郎景和，等.性发育异常患者性腺母细胞瘤 4 例临床分析.生殖医学杂志，2007，16（6）：400-403.

11. 田秦杰，戴志琴，余卫，等.完全型雄激素不敏感综合征患者的骨密度研究.中华妇产科杂志，2005，40（12）：799-802.

12. 王伟，王春庆，殷华，等.Noonan 综合征临床特征分析－附 2 例病例分析.生殖医学杂志，2015，24（5）：348-352.

13. 王春庆，杨佳欣，田秦杰.细胞色素 p450 氧化还原酶缺乏伴卵巢黄素化囊肿 1 例.生殖医学杂志，2014，23（4）：325-327.

14. 王春庆，田秦杰.性发育异常发病机制的研究进展.国际生殖健康 / 计划生育杂志，2013，1（5）：361-364.

15. 黄禾，田秦杰.性发育异常女性表型患者的生殖潜力及相关诊治.生殖医学杂志，2016，25（12）：1116-1121.

16. 楼伟珍，田秦杰，孙爱军，等.46,XY 单纯性腺发育不全合并性腺肿瘤 5 例分析生殖医学杂志，2016，25（9）：771-775.

17. 史精华，黄禾，钟定荣，等.5 例性发育异常合并异位肾上腺组织的临床分析.生殖医学杂志，2018，27（7）：607-612.

18. 黄禾，Tiffany Tian，田秦杰.性发育异常性腺肿瘤患者术后生存质量评估研究.生殖医学杂志，2017，6：525-530.

19. 田秦杰，黄禾.性发育异常疾病诊治.实用妇产科杂志，2017，8：563-565.

20. 黄禾，田秦杰 .Turner 综合征合并性腺生殖细胞恶性肿瘤临床特征分析－附 2 例病例分析. 生殖医学杂志，2016，25（11）：957-961.

21. Huang H，Wang C，Tian Q. Gonadal tumour risk in 292 phenotypic female patients with disorders of sex development containing Y chromosome or Y-derived sequence. Clin Endocrinol（Oxf），2017，86（4）：621-627.

22. Tian Q，He F，Zhou Y，et al. Gender verification in athletes with disorders of sex development. Gynecol Endocrinol，2009，25（2）：117-121.

23. Tian Q，Yao F，Sha G，et al. Genotyping of a Chinese family with 46,XX and 46,XY 17-hydroxylase deficiency. Gynecol Endocrinol，2009，25（8）：485-490.

24. Tian Q，Zhang Y，Lu Z. Partial 17alpha-hydroxylase/17，20-lyase deficiency-clinical report of five Chinese 46,XX cases. Gynecol Endocrinol，2008，24（7）：362-367.

25. Hughes I A. Disorders of sex development：a new definition and classification. Best Pract Res Clin Endocrinol Metab，2008，22（1）：119-134.

26. Kohmanaee S，Dalili S，Rad A H. Pure gonadal dysgenesis（46 XX type）with a familial pattern. Adv Biomed Res，2015，4：162.

27. Grynberg M，Bidet M，Benard J，et al. Fertility preservation in Turner syndrome. Fertil Steril，2016，105（1）：13-19.

28. Lee P A，Houk C P，Ahmed S F，et al. Consensus statement on management of intersex disorders. International Consensus Conference on Intersex. Pediatrics，2006，118（2）：e488-e500.

29. Looijenga L H，Hersmus R，Oosterhuis J W，et al. Tumor risk in disorders of

sex development （DSD）. Best Pract Res Clin Endocrinol Metab, 2007, 21 （3）：480-495.

30. Lee P A, Nordenström A, Houk C P, et al. Global Disorders of Sex Development Update since 2006：Perceptions, Approach and Care. Horm Res Paediatr, 2016, 85 (3)：158-180.

31. Guarneri M P, Abusrewil S A, Bernasconi S, et al. Turner's syndrome. J Pediatr Endocrinol Metab, 2001, 14 S2：959-965.

32. Haqq C M, King C Y, Donahoe P K, et al. SRY recognizes conserved DNA sites in sex-specific promoters. Proc Natl Acad Sci USA, 1993, 90 （3）：1097, 1101.

33. Hochberg Z, Zadik Z. Final height in young women with Turner syndrome after GH therapy：an open controlled study. Eur J Endocrinol, 1999 , 141 （3）：218-224.

34. Lee P A, Houk C P, Ahmed S F, et al. Consensus statement on management of intersex disorders. International Consensus Conference on Intersex. Pediatrics, 2006, 118 （2）：e488-e500.

35. Ono M, Harley V R. Disorders of sex development：new genes, new concepts. Nat Rev Endocrinol, 2013 , 9 （2）：79-91.

出版者后记
Postscript

　　科学技术文献出版社自 1973 年成立即开始出版医学图书，40 余年来，医学图书的内容和出版形式都发生了很大变化，这些无一不与医学的发展和进步相关。《中国医学临床百家》从 2016 年策划至今，感谢 600 余位权威专家对每本书、每个细节的精雕细琢，现已出版作品近百种。2018 年，丛书全面展开学科总主编制，由各个学科权威专家指导本学科相关出版工作，我们以饱满的热情迎来了《中国医学临床百家》丛书各个分卷的诞生，也期待着《中国医学临床百家》丛书的出版工作更加科学与规范。

　　近几年，中国的临床医学有了很大的发展，在国际医学领域也开始崭露头角。以北京天坛医院牵头的 CHANCE 研究成果改写美国脑血管病二级预防指南为标志，中国一批临床专家的科研成果正在走向世界。但是，这些权威临床专家的科研成果多数首先发表在国外期刊上，之后才在国内期刊、会议中展现。如果出版专著，又为多人合著，专家个人的观点和成果精华被稀释。为改变这种零落的展现方式，作为科技部所属的唯一一家出版机构，我们有责任为中国的临床医生提供一个系统展示临床研究成果的舞台。为此，我们策划出版了这套高端医学专著——《中国医学临床百家》丛书。

"百家"既指临床各学科的权威专家，也取百家争鸣之义。

丛书中每一本书阐述一种疾病的最新研究成果及专家观点，按年度持续出版，强调医学知识的权威性和时效性，以期细致、连续、全面展示我国临床医学的发展历程。与其他医学专著相比，本丛书具有出版周期短、持续性强、主题突出、内容精练、阅读体验佳等特点。在图书出版的同时，同步通过万方数据库等互联网平台进入全国的医院，让各级临床医师和医学科研人员通过数据库检索到专家观点，并能迅速在临床实践中得以应用。

在与作者沟通过程中，他们对丛书出版的高度认可给了我们坚定的信心。北京协和医院邱贵兴院士说"这个项目是出版界的创新……项目持续开展下去，对促进中国临床学科的发展能起到很大作用"。中国人民解放军第二军医大学孙颖浩校长表示"我鼓励我国的泌尿外科医生把自己的创新成果和宝贵的经验传播给国内同行，我期待本丛书的出版"；北京大学第一医院霍勇教授认为"百家丛书很有意义"。我们感谢这么多临床专家积极参与本丛书的写作，他们在深夜里的奋笔，感动着我们，鼓舞着我们，这是对本丛书的巨大支持，也是对我们出版工作的肯定，我们由衷地感谢作者的支持与付出！

在传统媒体与新兴媒体相融合的今天，打造好这套在互联网时代出版与传播的高端医学专著，为临床科研成果的快速转化服务，为中国临床医学的创新及临床医师诊疗水平的提升服务，我们一直在努力！

科学技术文献出版社

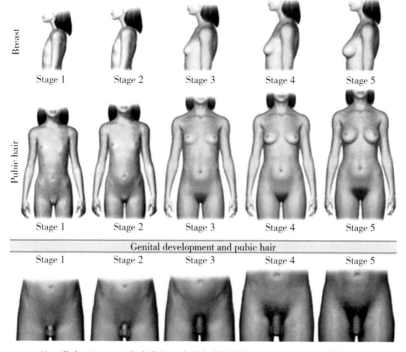

注：乳房（Breast）发育分级；女性与男性阴毛（Pubic hair）发育分级。

彩插 1 女性与男性发育的分级（见正文 P019）

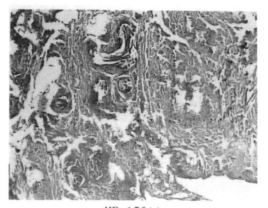

HE 150×

双侧条索样组织，未见卵泡及生精小管，符合性腺发育不良。

彩插 2 切除的性腺组织病理（HE 150×）（见正文 P049）

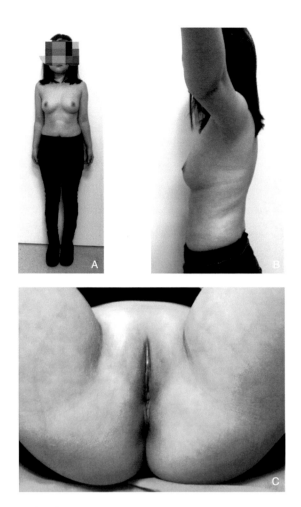

A：身材比例对称，乳房发育 V 级，个矮，131cm；B：乳房发育，无腋毛；C：女性外阴，发育幼稚。

彩插 3　Noonan 综合征患者（见正文 P052）

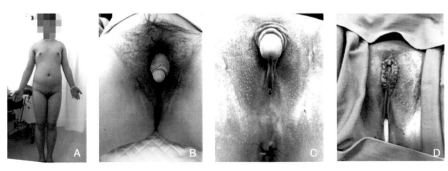

A：15 岁，女性表型，乳房发育 Tanner II 级；B：外生殖器，阴蒂增大（如小阴茎），阴毛密；

C：术前剃掉阴毛后的外生殖器，阴蒂明显增大，尿道口被升高的后联合遮掩；D：整形后的外阴。

插彩 4　克氏综合征患者（见正文 P059）

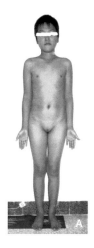

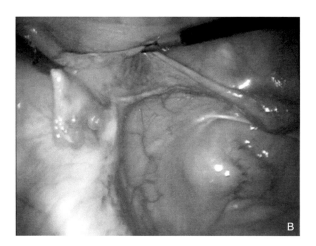

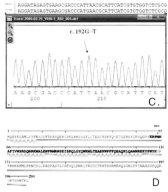

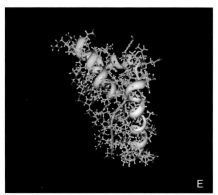

A：18 岁，乳房未发育，无腋毛、阴毛，双臂长，用人工周期可以来月经；B：腹腔镜下见小子宫，正常的左侧输卵管，下方白色的条索状物为不发育的条索状性腺；C：46,XY 单纯性腺发育不全患者的 *SRY* 基因测序结果（正反验证），突变位点：192G＞T，ATG64ATT、Met64Ile 与 HGMD 中的突变稍有差异；D：二级结构：该突变位于 box 内，粗体字表 HMG box；E：HMG box 的 3D 结构及该突变在结构中的位置。

插彩 5　46,XY 单纯性腺发育不全（见正文 P064）

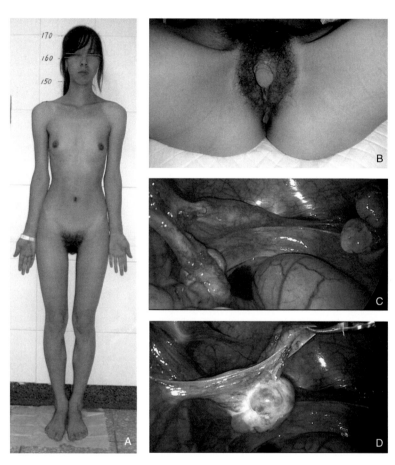

A：21岁，女性表型，身材高，有自发乳房发育，阴毛女性分布；B：外阴表现为阴蒂增大，长约
4cm，直径2.5cm；C：腹腔镜下见双侧卵睾，左侧发育子宫；D：左侧性腺，上方白色为卵巢部分，
可见增大的卵泡，左下方可见灰黄色组织，为睾丸成分。

彩插6　真两性畸形Ⅰ－社会性别女（见正文P073）

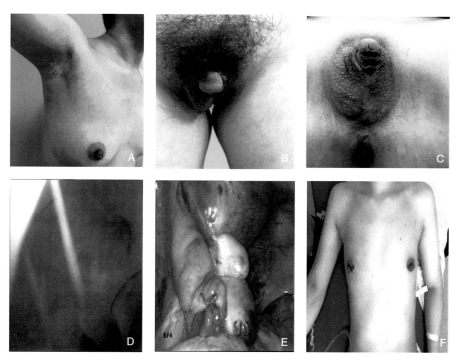

23 岁，社会性别男性。A：术前的乳房外观，发育为 Tanner V 级；B：术前的外阴发育情况；C：术前剔除阴毛后的外阴情况，尿道开口位于靠近龟头腹侧；D：膀胱镜检查，尿道远段（手术治疗尿道下裂部分）看见到阴毛、上端的尿道开口和下端的阴道开口；E：腹腔镜下见左侧发育较好单角子宫、左侧卵巢与输卵管；F：双侧乳房腺体切除术后，择期再进行乳头整形术。

彩插 7　真两性畸形 Ⅱ - 社会性别男（见正文 P076）

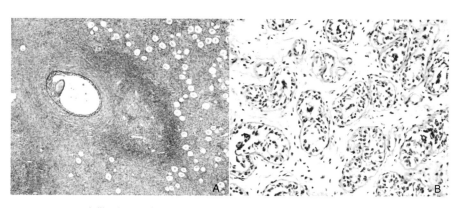

A：卵巢组织，见多个始基卵泡与一个窦前卵泡；B：见多个曲细精管。

彩插 8　患者中取出的性腺组织（见正文 P080）

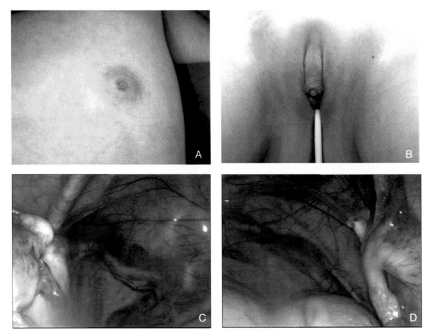

注：15 岁，社会性别女性，A：乳房发育 I 级；B：阴蒂增大，出生后未再长大；C、D：术中见左侧、
右侧发育不全白色睾丸，未见子宫。

彩插 9　睾丸退化患者（见正文 P086）

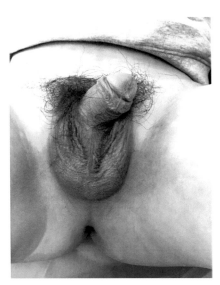

无精症，阴囊内睾丸小，染色体 46,XX，FSH 34mIU/mL，T 2.3ng/mL。

彩插 10　46, XX 男性患者（见正文 P091）

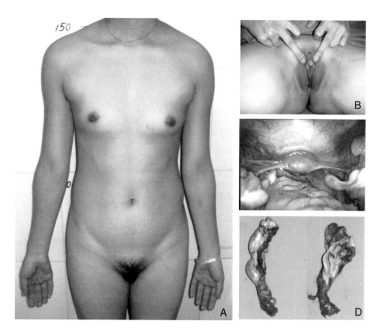

18 岁，社会性别女性，染色体为 46,XY。A：女性体型，乳房发育 V 级，女性外阴；B：阴蒂增大，可见阴道口及尿道口；C：子宫外观正常，4 cm×3 cm×3cm。左侧附件区见发育良好输卵管，伞端结构清晰，其内下方为一段长 6～7cm 的性腺组织，外观看似分三节；右侧附件区见发育良好的输卵管，长 6.5cm，伞端发育良好，其内下方为一段长 5～6cm 的性腺组织，外观看似分二节；D：性腺组织（左、右），卵巢内见性腺母细胞瘤。

彩插 11　性反转患者（见正文 P093）

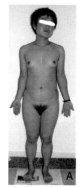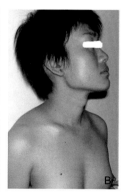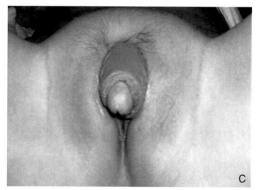

19 岁，社会性别女，21- 羟化酶缺乏。A：身高较矮（145cm）、乳房发育 V 级，阴毛密、倒三角分布；B：有喉结，唇上有小胡须；C：外阴阴蒂似小阴茎，尿道与阴道开于会阴体一小口，阴毛已部分剃除。

彩插 12　21- 羟化酶缺乏患者（见正文 P098）

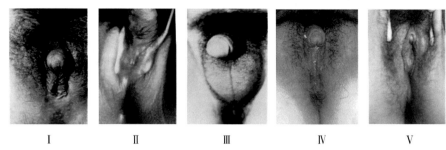

I   II   III   IV   V

彩插 13　根据 Prader 的 V 型分类法临床可见外阴男性化的表现（见正文 P100）

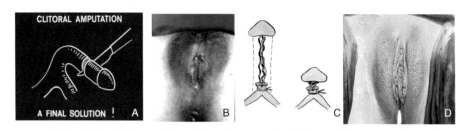

A：以往单纯阴蒂切除术的"一剪没"手术示意；B：切除阴蒂术后（术前 III 型），单纯阴蒂切除术后形成瘢痕，会阴体长，影响美观；C：保留血管神经的阴蒂整形手术示意；D：保留血管神经的阴蒂整形术后（术前 IV 型）。

彩插 14　女性外生殖器畸形整形手术（见正文 P108）

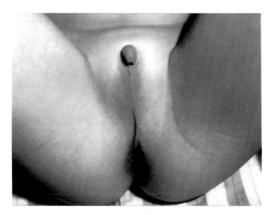

13 岁，社会性别男性，外生殖器阴蒂增大，大阴唇融合，
母亲早孕期服甲基睾酮，染色体 46,XX。

彩插 15　孕期用药导致外生殖器性别模糊（见正文 P118）

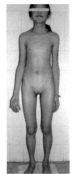
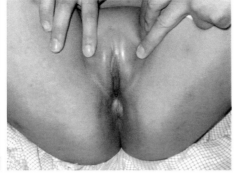

21岁，社会性别女性，完全型17α-羟化酶缺乏。A：女性体型，缺乏第二性征；B：外阴女性幼稚型、有阴道、子宫。

彩插16　完全型17α-羟化酶缺乏（见正文 P121）

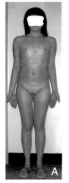
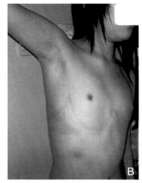
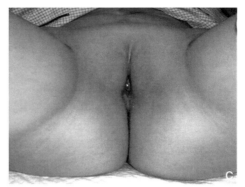

19岁，A：女性体型，乳房Ⅲ级，阴毛Ⅱ级，腹部见开腹囊肿剥除术后手术疤痕；B：无腋毛；C：外阴幼女型。

彩插17　46,XX 部分型 17-OHD 患者（见正文 P126）

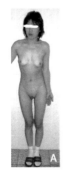
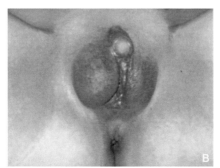

29岁，社会性别女，A：身高165cm，无胡须及喉结，乳房Ⅴ级，阴毛、腋毛稀少；B：阴蒂3cm×1.5 cm×1.5cm，尿道开口于会阴体，右阴唇和左侧腹股沟可触及囊块，直径各2.5cm、2cm，可还纳至腹腔。

彩插18　46,XY 部分型 17-OHD 患者（见正文 P128）

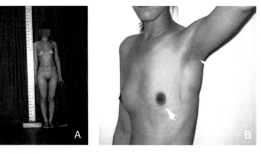
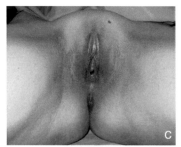
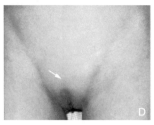
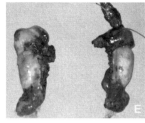
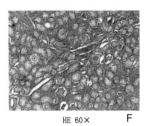

25岁，A：女性体型，身高164cm；B：双侧乳腺发育Ⅴ级，乳房乳头小，乳晕、乳头色素浅，无腋毛；C、D：女性外阴，无阴毛，阴蒂不大，大小阴唇发育较差；E：切除的双侧睾丸（白色组织）；F：病理显微镜下可见睾丸的曲细精管（HE 60×）。

彩插19　完全型雄激素不敏感综合征患者（见正文P133）

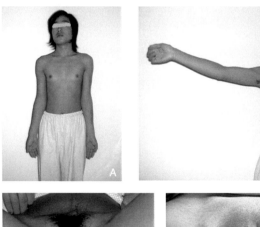
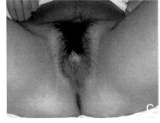
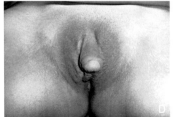

20岁，社会性别女性，A：有喉结，唇上有胡须、双侧乳房Tanner Ⅱ级；B：有腋毛；C：外阴阴毛Ⅳ级，阴毛密，阴蒂增大，双侧"大阴唇"空虚；D：剔除阴毛后的外阴，更显示阴蒂增大。

彩插20　部分型雄激素不敏感综合征患者（见正文P134）